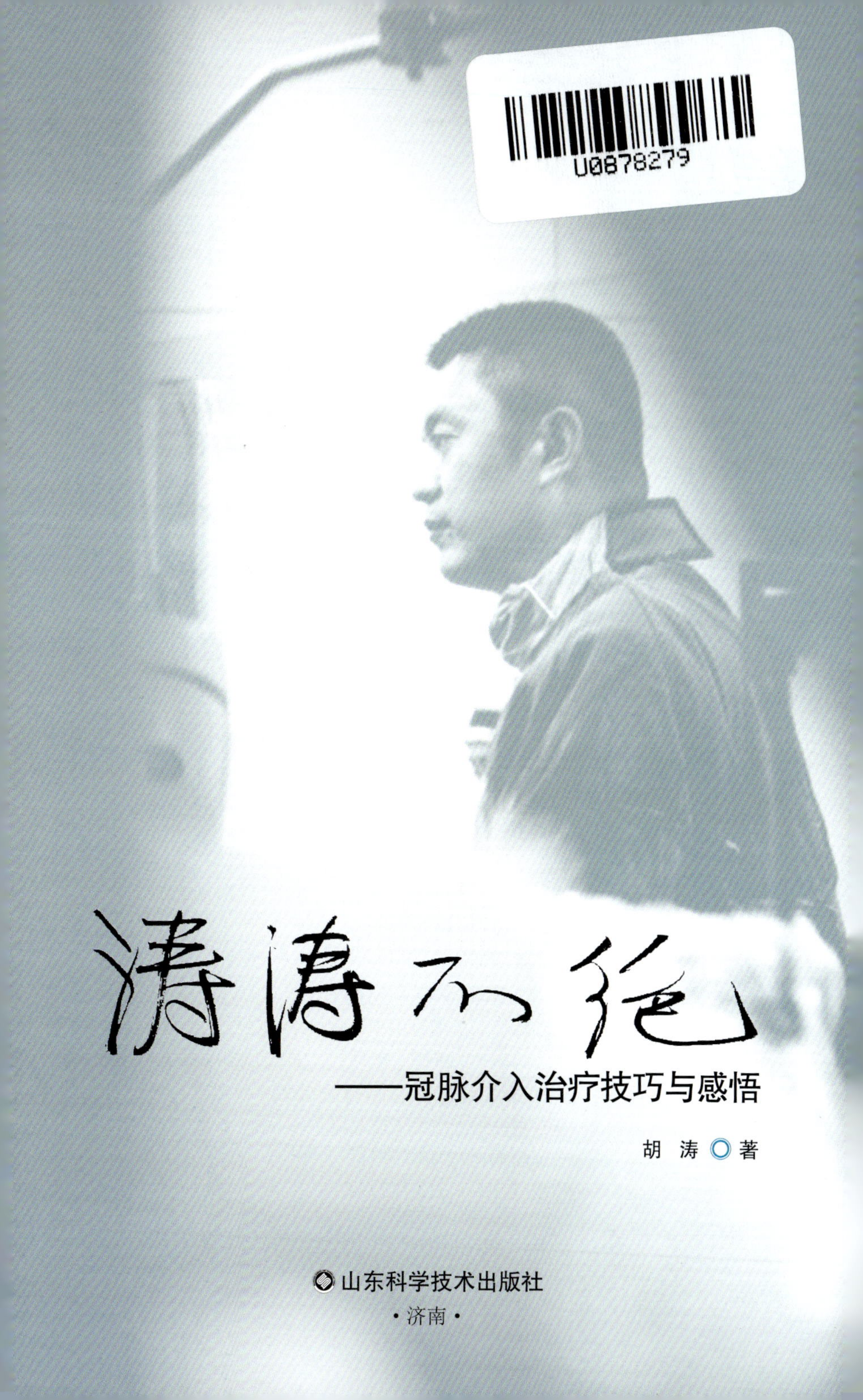

涛涛不绝

——冠脉介入治疗技巧与感悟

胡 涛 ◯ 著

山东科学技术出版社
·济南·

图书在版编目（CIP）数据

涛涛不绝：冠脉介入治疗技巧与感悟 / 胡涛著 .
—济南：山东科学技术出版社, 2020.9（2023.5 重印）
ISBN 978-7-5723-0426-2

Ⅰ．①涛…　Ⅱ．①胡…　Ⅲ．①冠状血管 – 动脉疾病 – 介入性治疗　Ⅳ．① R543.305

中国版本图书馆 CIP 数据核字 (2020) 第 142175 号

涛涛不绝——冠脉介入治疗技巧与感悟

TAOTAO BUJUE—GUANMAI JIERU ZHILIAO JIQIAO YU GANWU

责任编辑：冯　悦
装帧设计：李晨溪

主管单位：山东出版传媒股份有限公司
出 版 者：山东科学技术出版社
地址：济南市市中区舜耕路 517 号
邮编：250003　电话：（0531）82098088
网址：www.lkj.com.cn
电子邮件：sdkj@sdcbcm.com
发 行 者：山东科学技术出版社
地址：济南市市中区舜耕路 517 号
邮编：250003　电话：（0531）82098067
印 刷 者：济南新先锋彩印有限公司
地址：济南市工业北路 188-6 号
邮编：250101　电话：（0531）88615699

规格：32 开（143 mm × 210 mm）
印张：6.5　**字数：**114 千　**印数：**3 001~4 000
版次：2020 年 9 月第 1 版　**印次：**2023 年 5 月第 3 次印刷
定价：68.00 元

人的一生走过很多路，
有一条路不能拒绝——那就
是成长的路；
有一条路不能忘记——那就
是信念的路。

做CEO也是一样，每一份
坚持都是成功的积累。

2019.8.13

青，取之于蓝，而青于蓝；冰，水为之，而寒于水。我从《涛涛不绝》中学习了。

广东省人民医院　陈纪言

向胡涛医生精益求精的职业精神致敬，祝愿“CTO 老伙计”从中国成功走向世界！

中国医学科学院阜外医院　徐波

精诚所至，金石为开。胡涛教授致力于攻克 CTO 与复杂心血管疾病介入治疗的堡垒，可谓医生职业精神之楷模！

浙江大学医学院附属邵逸夫医院　傅国胜

CTO PCI 是一条充满挑战、艰辛的路。这条路很长，但一步一步也能走完；相反，如果不迈开双脚，即便是再短的路，也无法到达彼岸。《涛涛不绝》中的点点滴滴都来源于实战，诙谐风趣又不失率真，受益匪浅！

复旦大学附属中山医院　葛雷

很高兴和胡涛教授一起成长，更开心的是看着他的手术越来越成功！

西安西京医院　陶凌

胡涛教授一直坚持冠脉介入治疗的规范、普及和提高工作。很多术者从中受益，提高看得到！

南京鼓楼医院　宋杰

只有身体力行、知行合一的人，才能把事业做成艺术，才能把“道”“理”融会贯通。

辽宁省人民医院　栾波

文采涛涛，技术涛涛，情义涛涛，涛涛不绝！

真才，真技，真性情；真腔，真通，真规范！

北京安贞医院　刘宇扬

呦呦鸠兹常习武，行伍辗转驻长安。

月转闻涛方晓理，且扣潼关慕浩才。

浙江大学医学院附属第二医院　李长岭

胡涛教授对 CTO 的感悟集结了 CTO 介入手术的精髓，语言诙谐幽默，让人印象深刻，可以慢慢玩味，会心一笑，对提高介入水平是一本难得的好书，你值得拥有！

中国医科大学附属盛京医院　牛铁生

做好 CTO，需要完全理解病变解剖结构，彻底掌握器械物理性能，不断思考和实践。《涛涛不绝》，有思考，有实践，把对 CTO 的智慧和感悟寓于幽默通俗的话语……

上海交通大学医学院附属仁济医院　卜军

胡心密语，《涛涛不绝》，不华丽不骚气，不拐弯不抹角，来自实践，高度浓缩，直抒胸臆，真实有效！

北京安贞医院　张宇晨

胡涛教授对 CTO 之坚持，《涛涛不绝》；册中金句名言更是源源不断，值得细细品味咀嚼。

高雄医科大学附属医院　邱正安

胡涛教授最擅长用生活中的小事来演绎 CTO，通俗易懂，读后难忘！

潍坊医学院附属医院　李敬田

胡涛教授之语，从不钩章棘句以为华美、旁征博引以为广奇；其说不袭陈言，直抒胸臆，每每令人心领神会，茅塞顿开，吾不及也。

复旦大学附属中山医院　孔令秋

这是一个CTO高手的感悟，更是一部“武功秘籍”，各种“招式”“内功心法”，应有尽有。

华中科技大学同济医学院附属协和医院　毛晓波

胡涛慢闭一相逢，便胜却人间技术无数。

复旦大学附属中山医院　马剑英

CTO 来不得半点虚假，患者获益是永恒的话题。胡涛教授用成功或失败的病例、通俗幽默的语言、恰当生动的比喻诠释了对real world real CTO的追求，创造了令人难忘的经典金句，凝聚成今天的《涛涛不绝》。

大连医科大学附属第一医院　尹达

不迷信“神器”，不相信一蹴而就的“神技”，但我相信涛哥“十年磨一剑”的心得汇编，不故弄玄虚，不含蓄蕴藉，一泻直出却不失严谨。

温州医科大学附属二院　官学强

胡涛教授特别有生活经验，应该是个有很多故事和经历的人，总能把生活中的常识运用到介入手术中，融会贯通，毫无违和感。

湖南省人民医院 潘宏伟

思索凝心语，实践炼金句。

上海交通大学医学院附属第九人民医院 殷兆芳

读胡涛教授悟语，有种耳目一新的感觉。许多 CTO 的智慧和真谛都寓意于诙谐的举例中，让人回味悠长！《涛涛不绝》有趣，有益，不可不读！

首都医科大学附属北京朝阳医院　李惟铭

用最通俗的方法，诠释了介入技术的真意——讲规矩，不死板，活学活用；学技术，重思考，琢磨创新。

北京安贞医院　聂斌

CTO 实战经验，字字珠玑，言之凿凿！实在是心脏冠脉介入医师手边必备之佳品。

中南大学湘雅三院 曹宇

《涛涛不绝》，余音绕梁。胡涛教授总能把生活中浅显易懂的道理运用到复杂的CTO介入中，可谓幽默诙谐，风趣至极！希望继续引领“CTO老伙计”一起实现介入治疗的再规范、再普及、再提高！

温州市人民医院　姜文兵

病例、询证、谈笑间，疑题烟消云散。此册汇录了胡涛医生关于介入治疗，尤其是CTO讨论的点点滴滴，基于理而胜于情，深入浅出的比喻让人过目难忘，其独特之授业风格，定会为读者带来意外之收获。

中国医学科学院阜外医院　许亮

胡涛教授的CTO刚柔并济，“软、硬”兼施，来自实践，指导实战，其娴熟之手法，圈粉无数。

太原市中心医院　马登峰

序

第一次遇到胡涛教授，是参加一个介入研讨会。记得当时汇报的是一个高难度的逆向病例，胡教授用风趣的语言和生活中的常识将一个高难度的手术轻描淡写地讲完。时常想，这个社会有这样一类人，他们能够用自己真诚的心感化别人，能够用朴实无华的语言和行为改变别人，胡涛教授就是这样的一个人。

博观约取　厚积薄发

心内科介入手术发展到今天，已经形成了比较成熟的体系。这个体系包括知识、技能、判断和选择等。事实上，任何一个复杂的手术都能分解成几个简单动作。就像书中胡教授所述，观察一位医生能否用好指引导管，就知道他是否是一个合格的术者。我们年轻的介入医生更应该向老一辈介入专家学习，学习他们的技术踏实、学习他们的基础丰厚。本书中，我们可以看到一个优秀的年轻医生对基础和基本功的思考。

触类旁通　大道至简

辩证唯物主义告诉我们，世界是有规律的，事物是有逻辑的。很多手术中的问题在我们的生活中都能找到答案。本书中，胡教授用朴实坦率的语言大量引用了他家厨房的琐事（其实他不下厨房），以此类比介入中的一些基本原理和方法。这是多么热爱生活、热爱介入的人才能写出来的啊！一个好的介入医生一定是热爱生活的，也一定能从生活的万物理论中领会手术和人生的真谛。

精益求精　仁心仁术

和胡涛教授接触越多，越感觉他是一个做事认真、一丝不苟（标准的处女座）的人。“精”字在他的字典里一定有特殊的含义。本书中，我们可以看到一个有血有肉、把“匠人心”融在每时每刻手术中的胡涛教授，也是一个把患者最大利益放在第一位的仁爱医生。葛均波院士时常提醒我们，介入医生的初心是什么？胡涛教授很好地为我们树立了标杆，诠释了什么是精益求精、仁心仁术！

本书展示了一个 CTO“老伙计”孜孜以求、不断进取的心路历程。希望通过阅读本书使大家受益，改变某些人和某些事，我想这就是《涛涛不绝》的用意和初心！

浙江大学医学院附属第二医院

李长岭

目录

新年对联

（送给冠脉介入界全体同仁）

Sion Gaia Conquest pro 正向逆袭闭塞支 支支开通

Crush Culotte Modified T 再入对吻真分叉 叉叉无忧

横批 精益求精

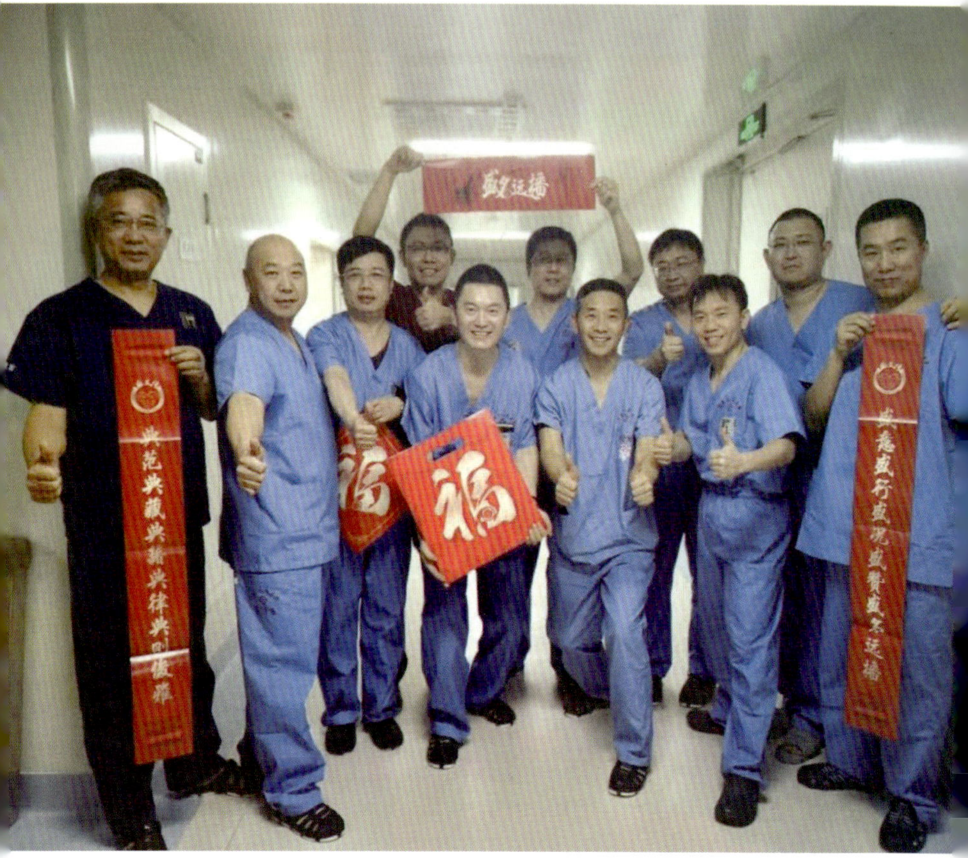
福

关于网络学术讨论

- 有些人就是嘴硬，不知为不知；我从来不以不知道为耻，好多东西我都不懂，甚至没听说过，我以不知道而假装知道为耻。

- 我尊重科学、尊重真理，谁的理论正确，我就赞成谁，不论他是大名鼎鼎的院士还是默默无闻的技师。

  我印象很深的一次是在烟台毓璜顶医院做手术，我把导丝放在回旋支（LCX），通过双腔微导管（KDL）进前降支（LAD），尝试半天进不去，配台的技师提醒我为什么导丝不放在中间支，我恍然大悟，马上改正，顺利通过（后来才知道他并不是默默无闻而是大名鼎鼎的“天下第一技”）。

  我从来不害怕无法开通冠状动脉慢性闭塞病变（CTO），我害怕的是不知道为什么不能开通。

- 今天所说的每一句真心话都印证着当年流过的每一滴悔恨的眼泪。患者不是小白鼠也不是大白兔；网络不宜哗众取宠，更不能为所欲为，做不了一个真正的医生至少得做一个正直的人，与大家共勉。

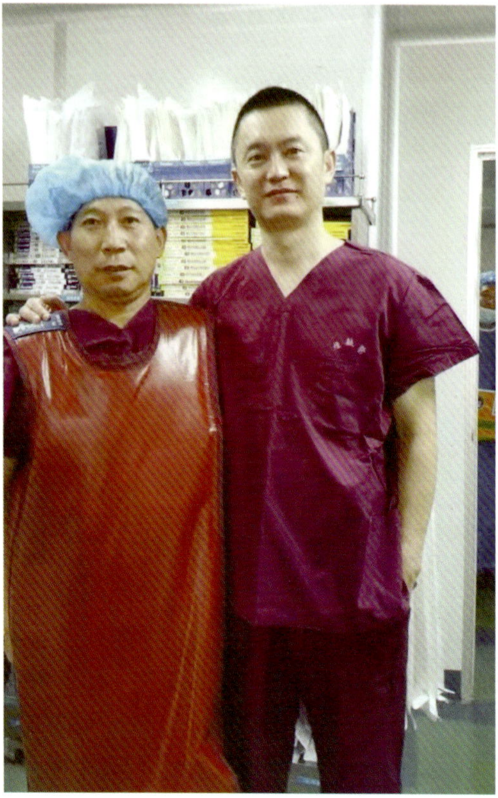

- 打苍蝇时用苍蝇拍即可，别拿着瞄准镜（针对哗众取宠滥用某些器械和技术），会被使用瞄准镜的专业人士取笑的。
- 我曾经和一个网友讨论过，球囊爆破技术（BAM）如果20个压力（2 026 kPa）打不破，我不相信你知道是21个压力（2 128 kPa）还是22个压力（2 229 kPa）能打破，从基本的科学素养上不可能知道，从哲学上也不可能知道；所以少空谈、多实干。

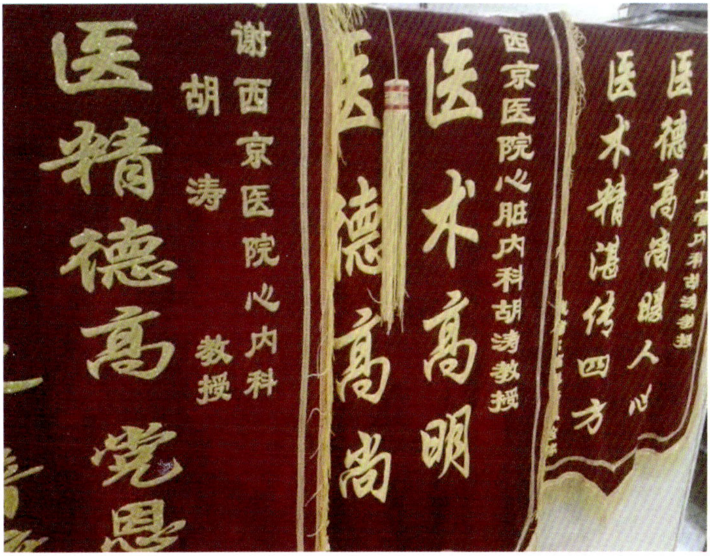
医精德高
谢西京医院心内科
胡涛教授
医德高尚
医术高明
西京医院心脏内科胡涛教授
医术精湛传四方

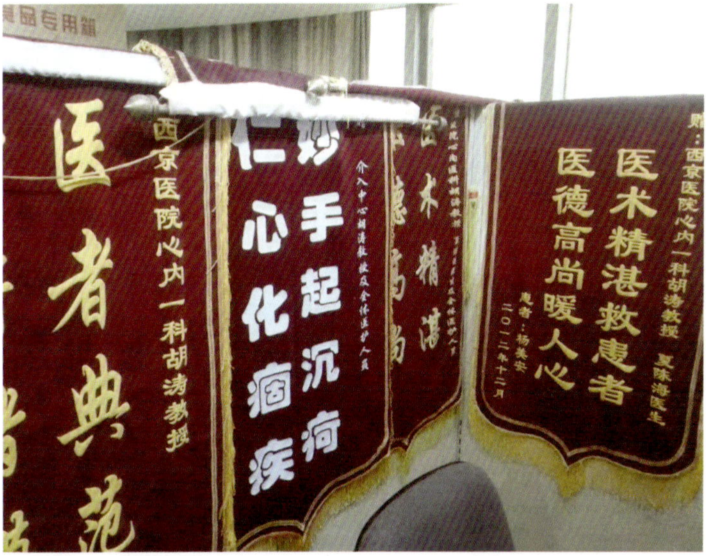
西京医院心内一科胡涛教授
妙手起沉疴
仁心化痼疾
介入中心胡涛教授及全体医护人员
赠：西京医院心内一科胡涛教授 夏陈海医生
医术精湛救患者
医德高尚暖人心
患者：杨英安
二〇一二年十二月

- BAM 技术适用于 1.25 mm 以下的小球囊，使用 2.5 mm 甚至 2.75 mm 的高压球囊进行爆破时，造影剂可能会像一支箭一样射穿血管壁；另外，我再次提醒大家注意一下 30 个大气压（3 040 kPa）是个什么概念：家用小汽车的轮胎胎压一般是 2.4 个大气压（243 kPa）。
- （针对网络炫技）记得在 2016 年 8 月 CTO 峰会手术演示时，我在台上问主持人：你们是想看我“演”还是想看我“示”呢？又记得读研究生时看 DVD，有些影片宣传册上印着八个字：一镜到底，不剪一刀！
- 每个人有每个人的生活理念和生活方式。有人喜欢在台上“演”，有人热衷于在幕后“导”，有人更爱在场下“看”。我一以贯之的三个人生准则是：保护照顾好家人，有尊严、有意义地工作，最大可能地帮助朋友。

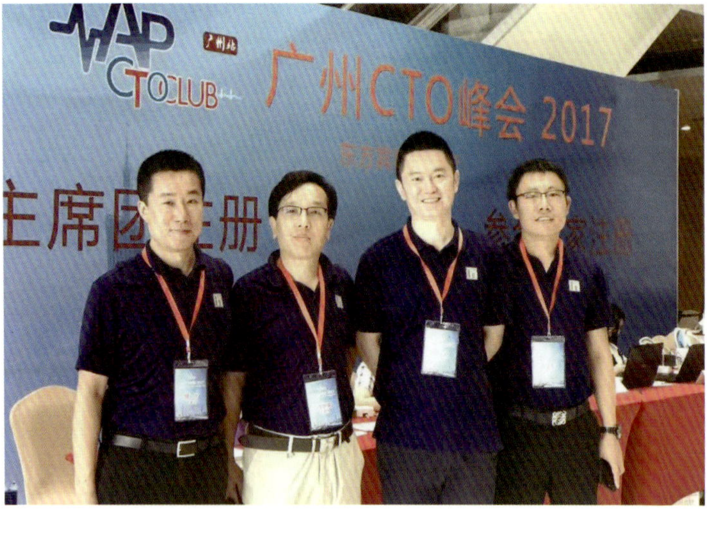

我对 CTO 介入治疗（PCI）的领悟

- 任何一个 CTO 手术都值得尊重，都需要认真对待。如果把开通 CTO 比喻成和对手进行象棋比赛，就不能认为对手水平不高，觉得战胜他肯定没问题，就将就应付一下；或者觉得对手能力太强，极有可能被他击败，就潦草敷衍一下。事实上，不论是水平高还是水平低的对手，你都有可能战胜他或者被他击败。
- 微导管（MC）最大的作用在于交换导丝。工作导丝引导 MC 到达既定位置后，可以交换特定导丝进行头端特殊塑形而不需要考虑 MC 通过段血管的形状和状态，这在 PCI 特别是 CTO PCI 术中具有极其重要的意义，是 CTO 介入治疗的标准配置。
- 除非 CTO 病例特别简单或者有明显同侧逆向，所有 CTO 操作都必须双侧同时造影，并且造影时间要足够，多造影 5 s，少透视 1 h。很多往往看起来山重水复的 CTO 病变在良好的双侧造影后会变得柳暗花明。我从不后悔开通时没有双侧造影，我只会后悔因为没有双侧造影而导致无法开通；就像我从不后悔多花钱购买流量而实际月底没有用完，我只会后悔因为吝啬买的流量恰好月底前一天用完。

- 正向技术和逆向技术只是开通 CTO 的两种技术手段，绝没有高下之分；与很多初学者的想法恰恰相反，正向技术由于操作方法的相对局限，对导丝操控能力的要求实际要高于逆向技术。

  正如清蒸和红烧也只是烹制鱼类的两种方法，你觉得手头的食材适合什么方法就用什么方法烹制，在烹制过程中有时你会发现判断失误就需要及时更换方法。如果鱼类非常新鲜，首选清蒸甚至可以考虑直接做成刺身；不是太新鲜的鱼，红烧可能会更加美味。不推荐固定的操作模式，一切以开通为目的。

- 正向技术严格地说其实就是平行导丝技术。第一根导丝是至关重要的，一旦发现进入夹层不要盲目乱转、冒进，企图“蒙”回真腔，记住：假腔越大成功率越低。推荐 KDL（避免误入歧途）引导第二根导丝进行平行，有的时候第二根导丝也进入夹层，我们可以进行第三根导丝的平行。假腔血肿不大，出口远端血管良好时可以尝试无器械辅助的纯手感 ADR（正向重入真腔），往往需要 Conquest pro、Gaia3 或者 Pilot 200 等强力导丝做特殊头端塑形操作；当然在器械辅助下，成功率会提高。

- 逆向技术实际上就是我总结的八个字：左右互搏，前后夹击；更通俗的就是非常口语化的三个字："豁豁开"（我曾开玩笑地命名为 Chinese "HHK" Technique）。

核心技术只有三种：① RWC；② kissing wire；③ CART/RCART。其难点在于逆向导丝和微导管通过侧支到达闭塞段出口远端；当正向平行导丝反复进入假腔又无法成功 ADR 黔驴技穷时，因为有了逆向导丝的存在我们会豁然开朗，不管用什么方法（CART/RCART/Mini CART/Knuckle/MC Knock），目的是让男女双方见面（正、逆向导丝），或者男方和女方家人见面（逆向导丝进入正向微导管），或者女方和男方家人见面，或者双方家人见面（正、逆向微导管对吻）；当然有时候需要朋友的协助（圈套器、Guidezilla……）。

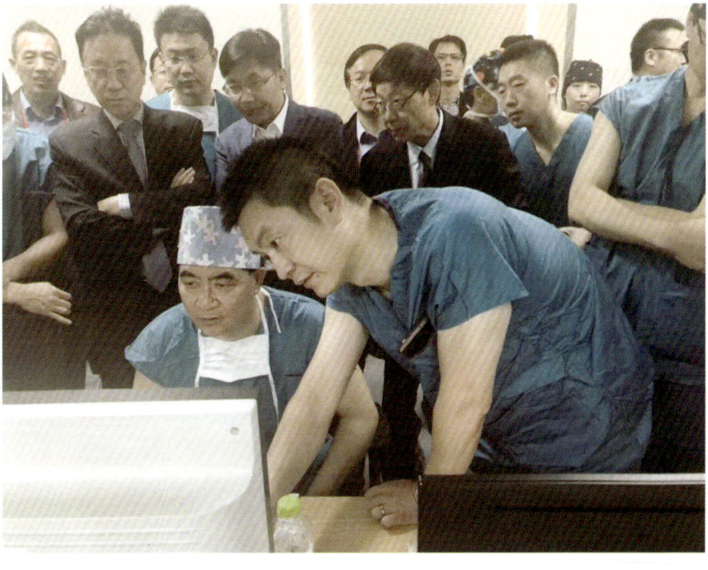

- 一切不以保护分支为目的的 CTO PCI 都是无用功。不推荐在 LAD 或者 LCX 做较大假腔的 CART（RCART）或 ADR，很多时候我们需要血管内超声（IVUS）的指导。
- 操作上推荐 3S 原则：Sight、Soft、Slow（洞察、轻柔、慎重）。其中 Sight 更为重要，充分透彻有洞察力地阅图是成功的基石。
- 一切皆有规范，但无定式。根据患者具体情况，术中变化随机应变灵活处理，聂斌教授是单眼皮，我是双眼皮，但不影响我们都是帅哥这个事实。
- 没有秘诀、没有“神器”、没有“神”，只有规范、只有技巧、只有人。

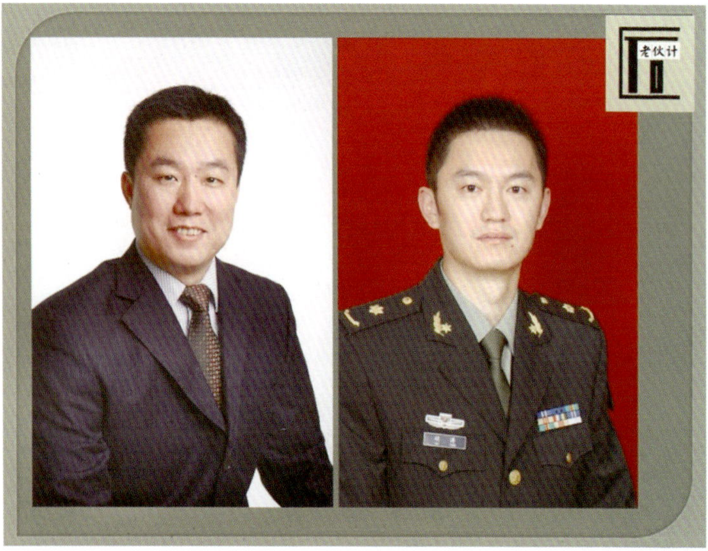

关于早年的回忆

- 2004 年 8 月我开始学习 PCI，在吕安林主任组当二线，和当时的住院总李雪、范延红抢着穿桡动脉。

  2006 年我和袁铭、李妍一起当住院总，为了能上张清教授的手术动一下指引导管（GC），我们三个人开了一个小会，规定了上手术的顺序。

  我当助手时间最长的一次手术是和栾荣华主任做 CTO，从下午 3 点到晚上 9 点，我默默地站在后面时刻准备着“冒烟”，没有一句怨言（所以现在我经常对组内医生说我是国内冠脉介入术者中“冒烟”最好的）。

  我当助手第一次放支架是凌晨 2 点，吕安林主任喊我做急诊手术，我兴高采烈跑过去，他让我放了人生中第一个支架，内心感激不尽。

  贾国良主任早年间跟我说过，做 5 000 例造影才能操作 GC，40 岁之前不要考虑赚钱，可能现在的年轻人都比我聪明，也可能 PCI 确实太简单、太直观了。

- 昨天我偶然看到了 2010 年做的一例 CTO，用了 7F JR4， Pilot50、M4.5、CP 三导丝平行完成，颇有感慨；

现在CTO技术日新月异，方法推陈出新，器材层出不穷，人才济济一堂。

那时候我才刚听说有逆向技术，没见过MC、XT导丝，我的助手还是张誉洋，不是夏陈海，感谢西京医院给了我充分的空间和平台。

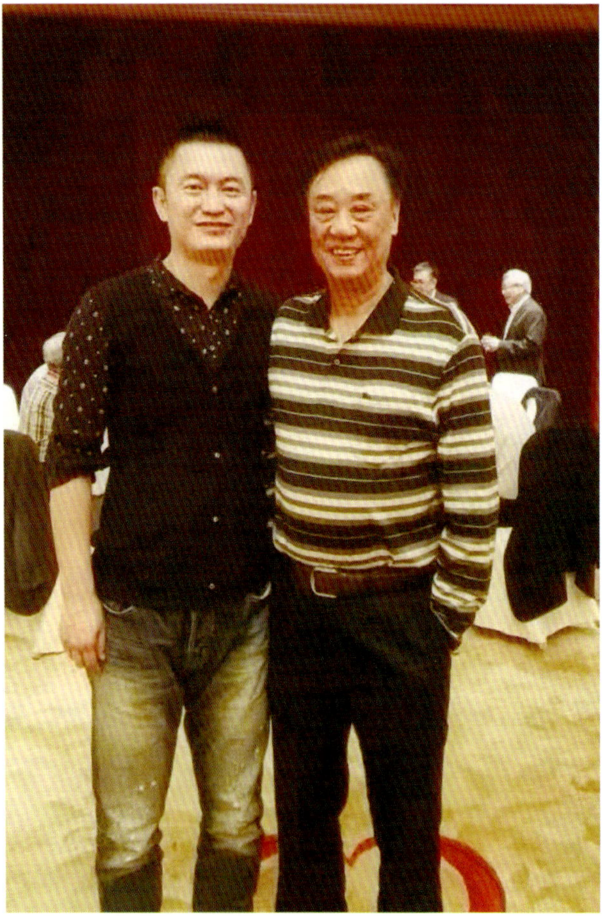

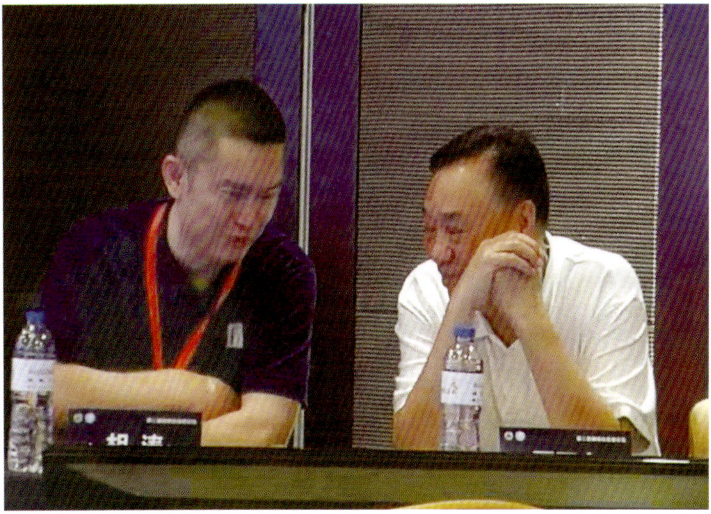

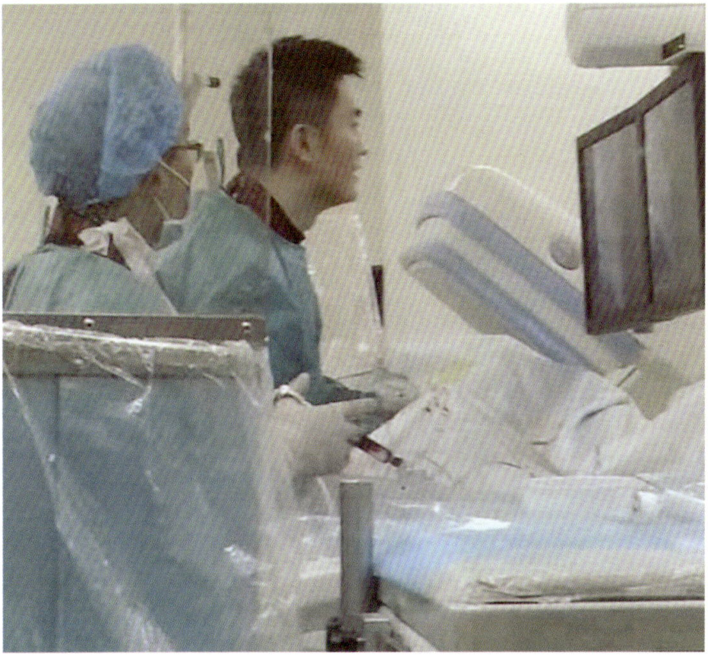

■ 已经很难记清我是 2004 年 8 月的哪一天开始正式接触冠脉介入了。时光荏苒，感谢教我消毒、铺巾、接管子的进修生们；感谢教我动床、打体位的王老技师（已经过世）；感谢教我穿刺桡动脉的住院医师；感谢教我做造影、推造影剂的住院总；感谢教我放 GC、打压力泵的主治医师；感谢第一次教我放导丝、放支架的教授。

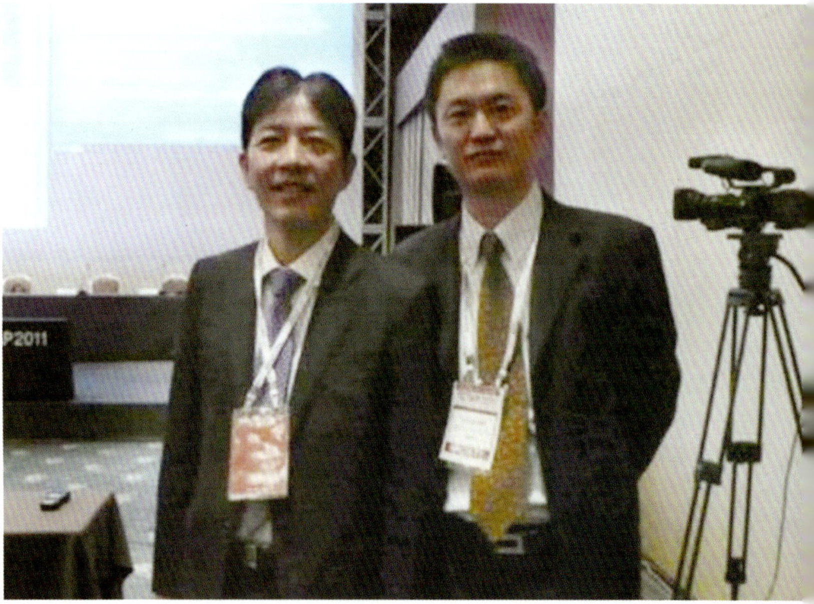

- 感谢带我进入逆向的日本、韩国专家（村松俊哉、李承晚教授）；感谢第一次带我做逆向的李成祥教授；感谢忍受我的坏脾气的组内医生；感谢辅助我手术的所有技师、护士们（包括现在成为我的爱人的小葛和远在加拿大的好兄弟）；感谢各兄弟医院同仁的协作和配合；感谢理解信任我这张年轻的脸的患者朋友；感谢公司厂家朋友的学术支持和帮助；感谢西京医院；感谢峨山医院。特别感谢我的家人对我无微不至的照顾和关怀，无私的奉献和默默的理解。我一直在路上，我会继续努力。

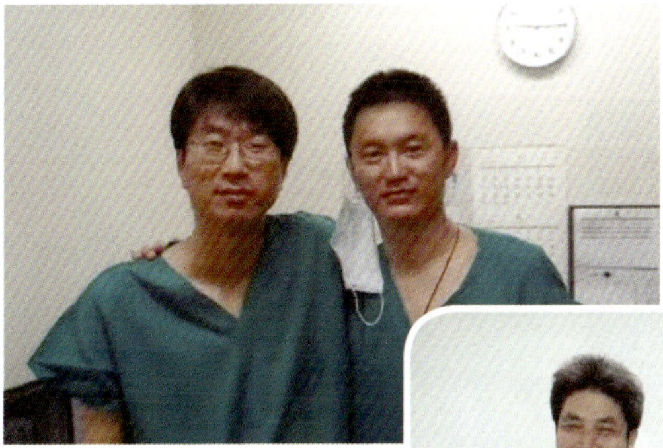

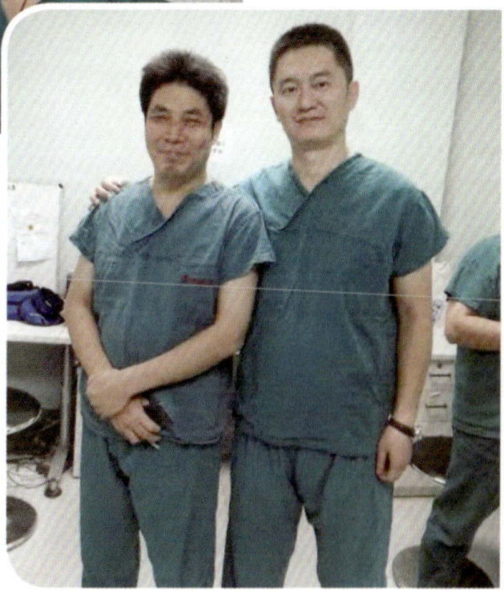

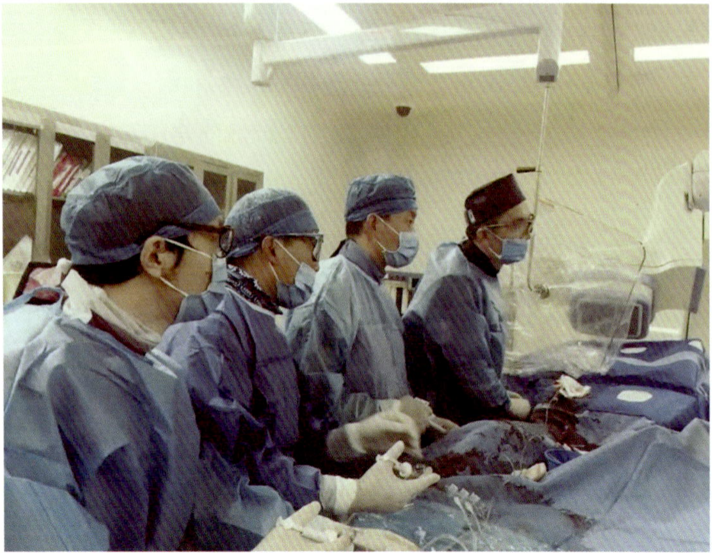

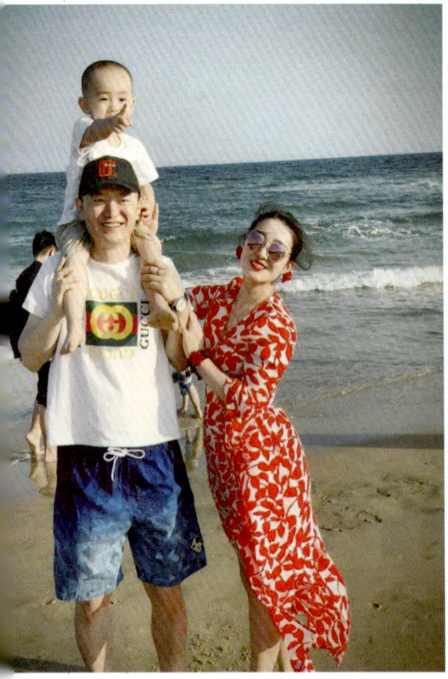

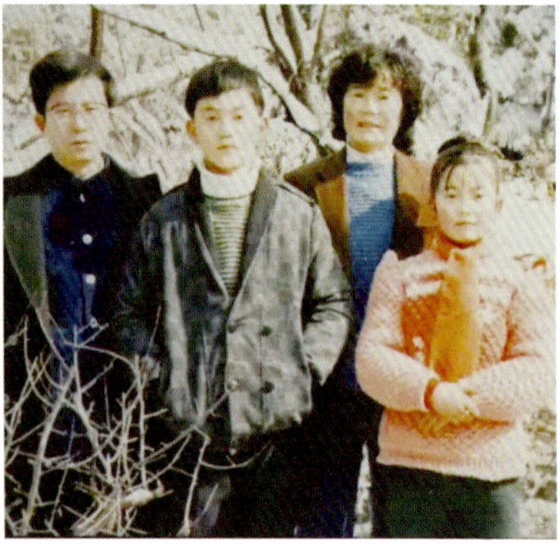

什么样的 CTO 值得开通

逆向侧支越好的 CTO 越有开通的必要，而不是侧支越好越不需要开通。

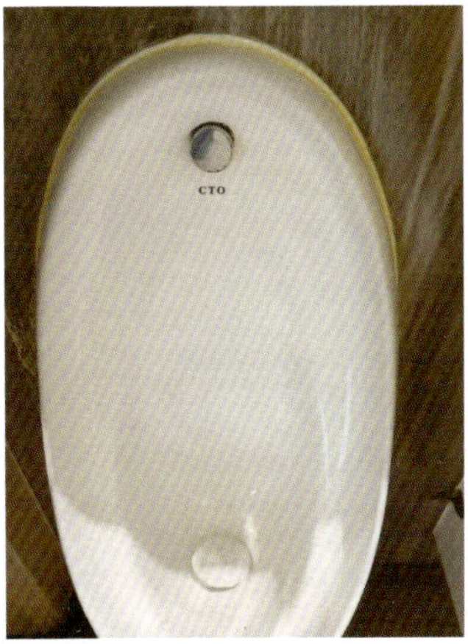

进行 PCI 的时机

- 症状是第一位的，如果运动负荷试验达到负荷后，患者没有一点症状，我相信 FFR 也是 0.80 以上；症状和手感很像，有的医生问诊可以问出患者的症状，有的医生问诊可以把患者的症状“问走”。
- 你对自己的策略就应该是你对患者的策略；如果是自己发生 LAD CTO 的情况，肯定要去开通，首选全程真腔；实在无法开通就行 RCART 手术，尽量少在内膜下；仍然开通不了就行 ADR 手术；最后选择小切口搭桥术（CABG）。

CTO 出口着陆区（landing zone）

- 出口远端清晰粗大就好处理；最害怕远端不清晰，或者假腔夹层血肿压迫得不清晰，这往往是失败的主要原因。
- 所谓 landing zone 好，实际的意思是攻击面广，类似于用霰弹枪打一群牛，基本能打中一头；更重要的意义是受血肿影响小，不易压闭。

  所以我曾经说过，理论上只要血管足够长，你终究会重新回到真腔。
- 只要远端粗大，闭塞再长、再硬也不怕；最怕的是又细又恰好是分叉口，闭塞段出口还可以，有一段缓冲段。缓冲段越长、越粗，越容易成功。

关于逆向侧支

■ 不要选太迂曲的，特别是连续急弯的血管；动作要慢，迂曲的血管建议首选 Finecross；轻柔非常重要，遇阻力一定要收，弄清楚原因。举个例子：太多连续急弯的路，已经超过了车辆的技术参数极限，如果开得快，势必撞坏路沿；应该慢慢地走一点，看一看；更换不同头端塑形导丝、更换不同微导管（MC）都是好办法。

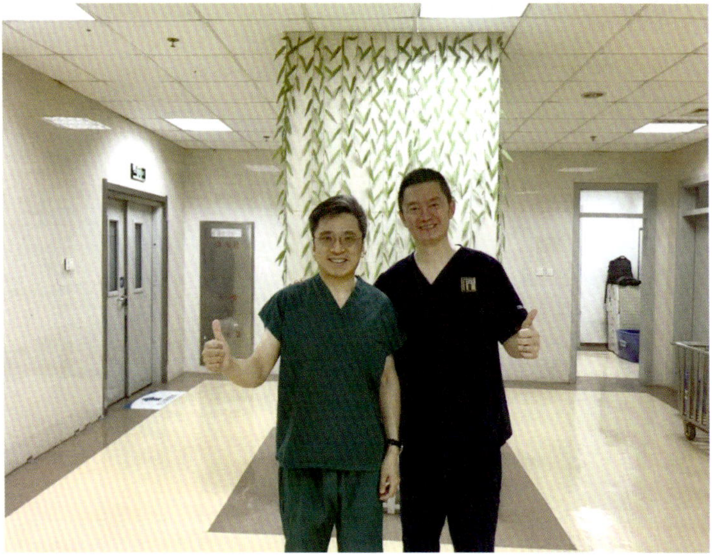

- 我个人浅薄的经验是：间隔支的侧支看起来是连续的，不一定真的是连续的；看着不连续的不一定是不连续的。而心外膜的侧支看起来是连续的就一定是连续的，不怕细也不怕弯，最怕连续急弯；就像我刚才说的超出了车辆的技术参数极限，正如葛雷和栾波两位教授说的，到底好不好过只有你亲自试了才能知道。我完全同意。我个人认为逆向最难的就是导丝和 MC 通过侧支到达闭塞段的远端，能做到这一步可以说大约 99%成功了。
- BMW 不是设计用来过侧支的，虽然理论上什么导丝都可能通过侧支。正如吃涮羊肉要配芝麻酱，吃潮汕牛肉还得配沙茶酱。逆向技术没什么神秘的，过侧支也有一些运气成分，我只做了三次助手，第 4 例逆向我就自己做了，并且前 53 例逆向 100% 成功，但是诸如导丝操纵这些基本功必须练好，还有就是一些基本的常识要知道。比如逆向导丝进入左冠状动脉 GC 要在蜘蛛位，逆向导丝进入右冠状动脉 GC 要在左前斜位；再比如要知道 XTA/R 是 XT 的改良新版本，要知道 R 的意思是 retrograde（逆行）。

反对把某项技术神秘化但也需要掌握基本常识，无需妄自菲薄，也不能夜郎自大。

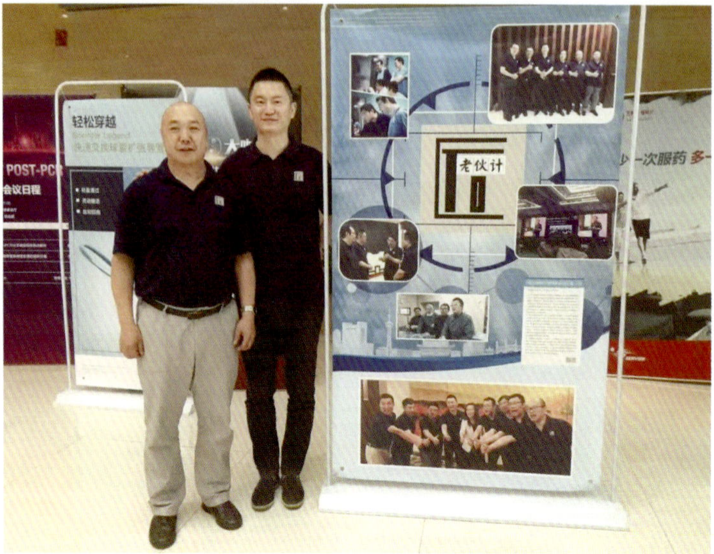

- 辛苦倒罢了，有个侧支未注意尝试是最大的失误。这位患者很年轻，有点可惜，三个月后复查造影再战；虽然 PL 的那个侧支很可能不一定相连但是应该积极尝试。正如不管能不能进入世界杯，中国足球队至少要努力拼搏力争小组出线；不管我能不能下赢聂卫平先生，我至少得先去买副围棋。
- Sion blue 设计适用于工作导丝，不适合过侧支，尽管理论上所有导丝都可以过侧支；就好比我也可以用我儿子的勺子吃饭，但那是设计给我儿子用的，并不适合我。
- 侧支在大的急弯处恰好有一个分支，导丝总是进这个分支而不向上拐，多次头端塑形反复操作后才成功；有时弯度过大往往超出了术者操纵导丝的技术极限或者说超出了导丝的参数极限。和开车一样的道理，当路况已超出车辆行驶性能极限时，驾驶状况与司机水平无关。过侧支最怕的就是连续大角度 + 纷杂的小分支。

- （过侧支的方法）其实我大部分时间都是在原地转，然后在血流冲击下试探前行，一旦有机会就出击……充分做到视觉反馈和触觉反馈的高度统一，老鹰捉小鸡的感觉。
- 间隔支通道相对安全，发生通道血管破裂穿孔时出血一般局限于室间隔内，因有肌肉压迫一般会自行止住，如果量不大，一般不会引起严重并发症。间隔支通道血管特点是多、直、细（相对于心外膜通道血管）。有时看着连在一起的通道在导丝尝试时可能并不连在一起，而某些看着并不连在一起的通道血管实际可能相连，这也就是 surfing（冲浪）技术的解剖生理基础。
- 心外膜通道因为其走行在心脏表面，相对危险，发生通道血管破裂穿孔时出血会引起急性心脏压塞等严重并发症。

心外膜通道血管特点是少、弯、粗（相对于间隔支通道血管）。特点是图像上看着连在一起的通道一定连在一起，所以心外膜通道不宜 surfing。

有时过于迂曲的心外膜通道需要多根导丝头端反复塑形，在不同微导管辅助下才能通过。

■ 微导管常用的有 Finecross 和 Corsair 两种。需根据不同侧支情况灵活选用， Finecross 对于迂曲通道更有优势；Corsair 因其有一定扩张作用，对细小伴狭窄的血管可能更为适用。新一代 Caravel 微导管的特点是杆细腔大，可能更适合通过侧支通道。很多时候微导管通过困难时需要数种微导管交替使用。

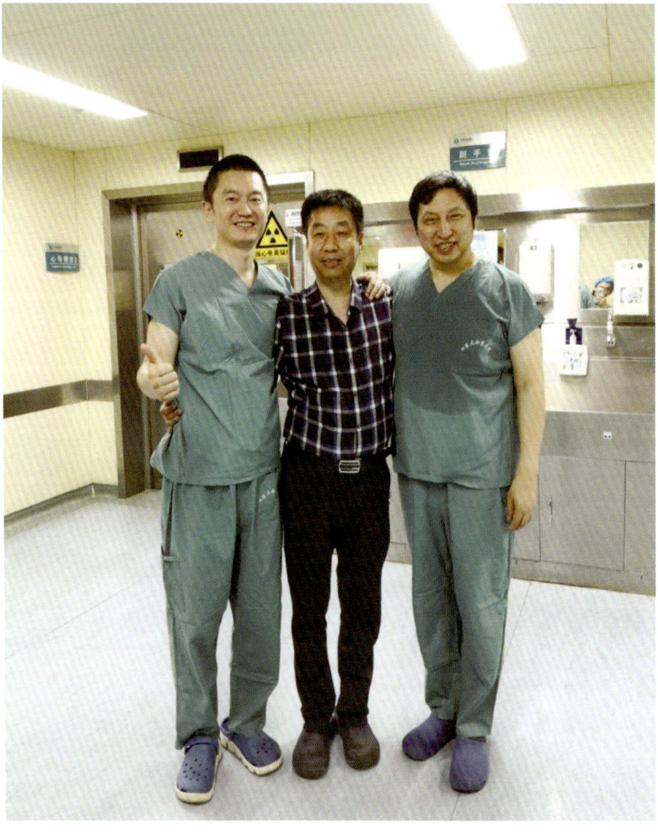

- 侧支通道导丝技巧还是强调 3S 的原则（Sight、Soft、Slow）。认真、细致、有洞察力地阅图是至关重要的。很多时候我们操作导丝时并不需要加力，而只需观察血流冲击下导丝的头端变化，见机行事。

  切记，是“探”而不是“刺”。

- Surfing 技术虽然我们开玩笑地翻译成“蒙”，但并不是漫无目的地乱转，需要长期的实战经验和操作技巧。具体操作要点是导丝在原地轻柔地来回旋转摆动，利用心脏收缩舒张的节奏，在血流冲击下让导丝自己往阻力小的地方走；同时轻轻加力试探，注意观察导丝头端摆动形态，抓住机会，一举突破。

  影像上虽然无路，脑海中必须有路。

- 微导管选择性造影虽然不推荐为常规，但却是必不可少的，特别是对于心外膜通道。

  越是能模模糊糊看见的侧支通道，选择性造影越有意义。微导管不要推进到拐弯处暴力推注造影剂，而是尽量选择在相对平直处轻柔推注，并在透视下观察，无明显异常时柔和造影。

  在有选择性造影影像路标基础上的针对性的导丝尝试更为安全和科学。

过侧支的动作

导丝要随着心脏的搏动随波逐流，时刻观察导丝头端的形态变化，结合触觉反馈同时回忆脑海中的侧支路径，伺机前进通过，和老鹰捉小鸡一样，老鹰会在天空盘旋观察伺机而动，抓住机会一击必中；而不是盲目粗暴直接去抓，会把鸡群吓散了。

关于 CABG

- CABG 再次血运重建率低于 PCI？为什么我看到的病例大多远远高于 PCI？是统计偏差，还是来找我治疗的患者都是 CABG 做得不好的?

  我认为是 CABG 术后复查冠脉造影的比例远远低于 PCI 术后去复查造影的。

- 桥就算通畅，冠脉血流储备分数（FFR）也不会好，你信吗?

  我信，这是穿着袜子用水冲脚与直接温泉泡脚的区别。

关于新技术、新器械

■ 我是一个喜新厌旧的人，我一直期盼有一种技术能够最大限度地祛除斑块而不损伤内膜，这样我们只需要打一下，然后喷上一层药，而无需再植入支架，期待这一天早日到来；这样我们再也不用苦练手感做 CTO 了，什么正向导丝穿逆向 MC，什么逆向导丝穿正向 MC 都是浮云，但是请记住新技术、新器械都是手术技术好的医者构思设计的。

■ 近年来，随着器械的进步，CTO 的开通率越来越高了；器械的优化和进步已经大大弱化和弥补了不同术者技术和操作水平的差距。

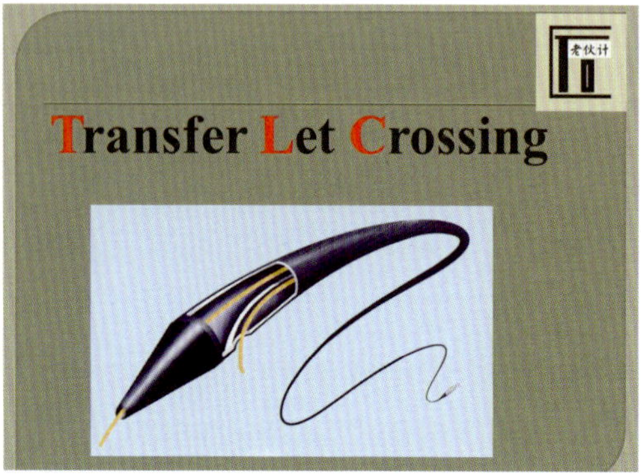

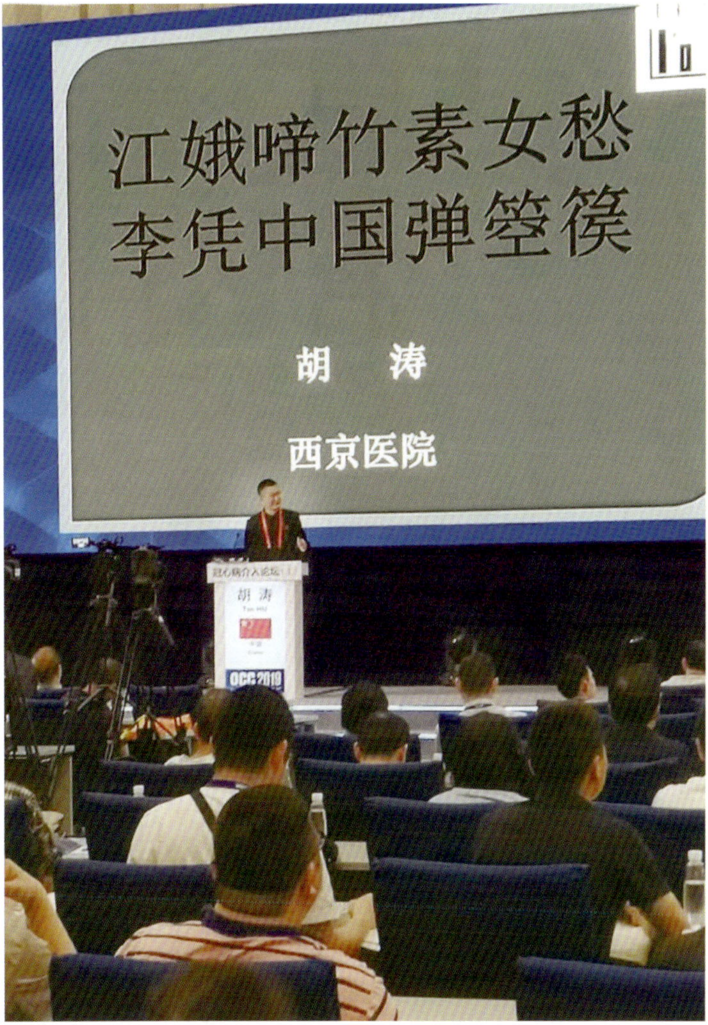
江娥啼竹素女愁
李凭中国弹箜篌
胡 涛
西京医院
胡 涛
OCC 2019

■ 针对 Reverse Rendezvous，逆向导丝在指引导管里进入正向微导管

该操作基本用不到，而且现在有 Guidezilla™ 延长导管（AGT），这些纯手工技巧的工作最终会被新技术、新器械替代，而且新技术、新器械效果更好。就像我从来没有学习过理发，但是我也能用卡尺给儿子理出整齐的发型一样。

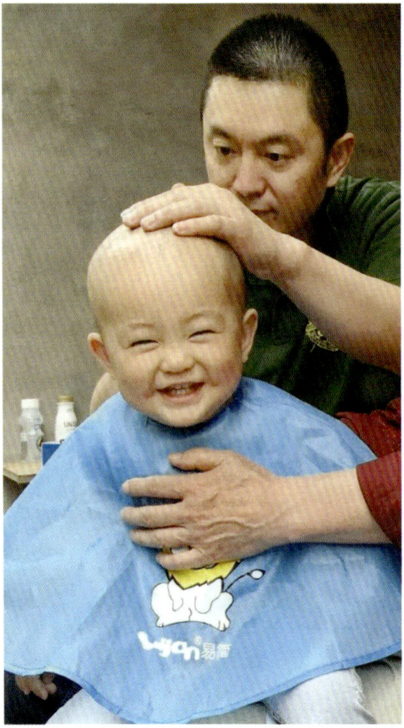

关于双侧造影

- 我个人认为不需要双侧造影的只有三种情况：

  有明显同侧逆向（无对侧逆向）。

  术者技术特别差。

  术者技术特别熟练，能记住同体位对侧造影的每一个细节。

- 上次去某地开会，主席台上让我提建议，我说没建议，因为双侧造影都没看到，我能怎么说？两小儿辩日吗？

- 双侧造影一定要看清楚再做决定。

- 其实很多时候单侧造影可以推测出闭塞段入口，而双侧造影可以进一步确认，所以多体位、多角度双侧造影推测入口是必须的。虽然中国足球队对付老挝队应该十拿九稳，但提前熟悉场地并适应当地气候，再加上球迷助阵的共同努力，国足的胜率会更高。

- 同意牛铁生教授的意见。别急，菜就在那儿，跑不了，看准了再下筷。

■ 以后看不到双侧造影的手术一律不算 CTO，至于导丝倒不一定；从头闭到后三叉的右冠状动脉（RCA）我也用 XTA 开通过，只有 1 cm 的左前降支（LAD）有时也必须用到 Conquest 8-20 导丝。

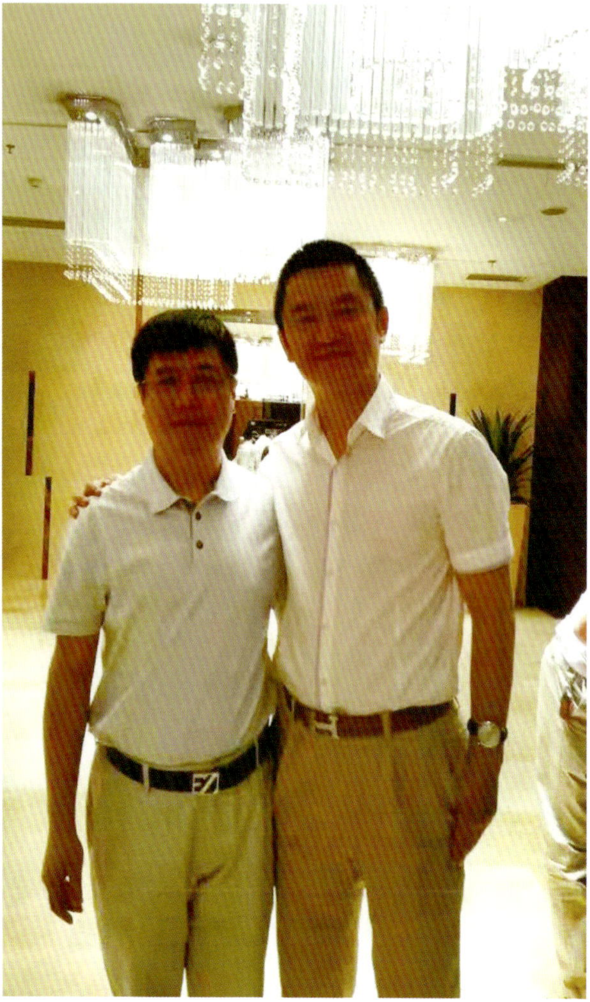

CTO 评分

- J-CTO 0 分也有做不通的，J-CTO 5 分也有立马成功的。没有简单的 CTO，只有失败的 CTO。
- 闭塞段入口、闭塞段、闭塞段出口、侧支是构成 CTO 的四个要素。基于该四要素的 B-CTO 评分系统融合了正、逆向技术进行评估，与目前通行的 J-CTO 评分系统相比，强调了闭塞段出口和侧支的重要性，同时弱化了闭塞段长度以及前次手术术者操作的影响，更为合理和实用。

B-CTO 评分系统由我本人代表“老伙计”团队提出，可能是目前医学界第一个中国人自己的评分系统。根据 CTO 入口、CTO 段、CTO 出口（着陆段）、侧支情况分四部分评分（0~12 分）。

（1）入口

多体位多角度双侧造影（CTA）可以明确入口	0 分
多体位多角度双侧造影（CTA）可以推测入口	1 分
多体位多角度双侧造影（CTA）不能明确和推测入口，可以进行 IUVS 辅助推测入口	2 分
多体位多角度双侧造影（CTA）不能明确和推测入口，无法进行 IVUS 辅助推测入口	3 分

（2）CTO 段

无证据提示扭曲钙化	0 分
间接证据推测扭曲钙化	1 分
直接证据证实扭曲钙化	2 分

（3）出口（着陆段）

多体位、多角度双侧造影（CTA）可以明确出口，着陆段粗长，无大分支（如有大分支加 1 分）	0 分
多体位、多角度双侧造影（CTA）可以明确出口，着陆段细长，无大分支（如有大分支加 1 分）	1 分
多体位、多角度双侧造影（CTA）可以明确出口，着陆段粗短，无大分支（如有大分支加 1 分）	2 分
多体位、多角度双侧造影（CTA）可以明确出口，着陆段细短，无大分支（如有大分支加 1 分）	3 分
多体位、多角度双侧造影（CTA）不能明确出口，无着陆点	4 分

（4）侧支

有清晰、连续粗大影像可利用间隔支侧支和（或）心外膜侧支	0 分
有清晰、连续细小影像可尝试间隔支侧支和（或）心外膜侧支	1 分
有模糊、细小影像可尝试间隔支侧支和（或）心外膜侧支	2 分
几乎无可尝试侧支	3 分

0~4 分　简单
5~8 分　困难
9~12 分　特别困难

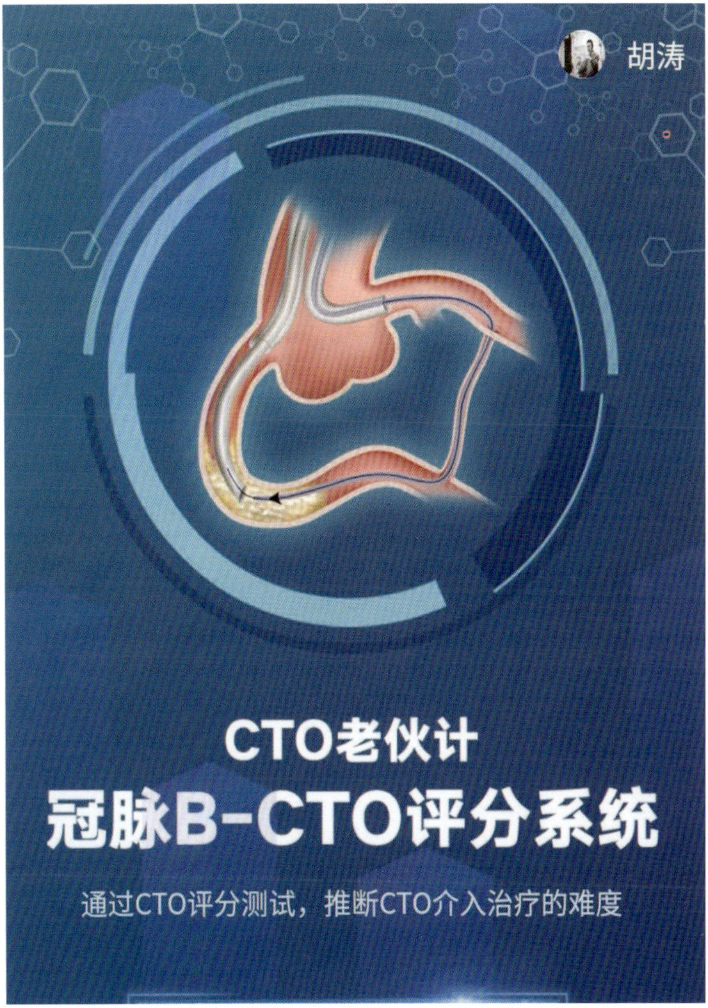
胡涛
CTO老伙计
冠脉B-CTO评分系统
通过CTO评分测试，推断CTO介入治疗的难度

关于入路

- 如果知道 Pilot 200 导丝无法通过，还不用 7F 股动脉鞘管吗？不要小看这种短闭塞，我做过一个类似这种形态的，7F 股动脉鞘管加 8-20 导丝才能勉强出去进入夹层，其他任何导丝都无法突破平行，只好 8-20 平行 8-20。

  不要对我说双侧桡动脉入路患者会舒服很多，我认为 CTO 开通了，患者才会更舒服。

  我们需要关注的是这局胜利用什么技术战胜了聂卫平，而不是这副围棋是用玻璃还是玉石制作的。

- 经股动脉途径完成手术的术者不比经桡动脉途径完成手术的术者水平低，用 6F 完成手术的术者水平也不比用 7F 完成的水平高。

  水平高低在于手术安全、获益，预后良好。

DK culotte

记得我第一次汇报 DK culotte 术式是在 2008 年西京医院“复杂冠脉介入”研讨会上，当时并没有想过什么“世界首创”“全球第一”……只是我在实践中摸索出来的，觉得是一种很好的分叉支架处理技术（确实是在一次痛苦的 culotte 对吻后，晚上失眠躺在床上想出来的）；记得当时台下一片哗然，因为我那时资历较浅，一群人说我哗众取宠，我对此嗤之以鼻；你永远叫不醒一个装睡的人。

10 年后当 DK culotte 技术已经普及并被别的专家认为是首创时，通过检索证实了我们确实是第一次提出的，现在已经找不到当年讲课的照片了，PPT 的制作者也已经远走加拿大……请自行脑补画面，反正都是小青年。

做好自己，无问西东。

千里马常有，伯乐也会出现。

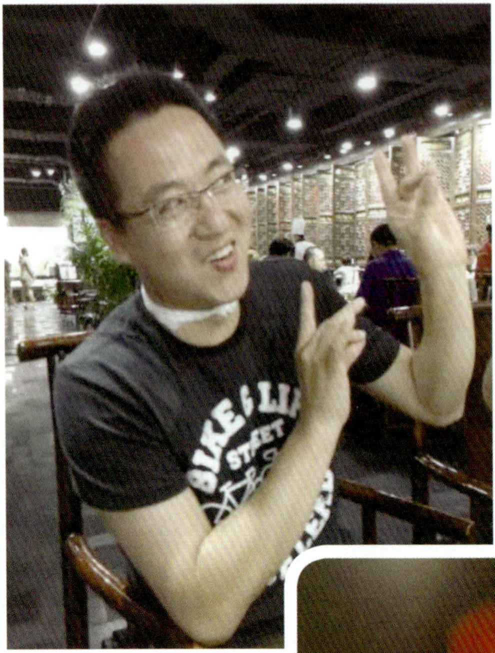

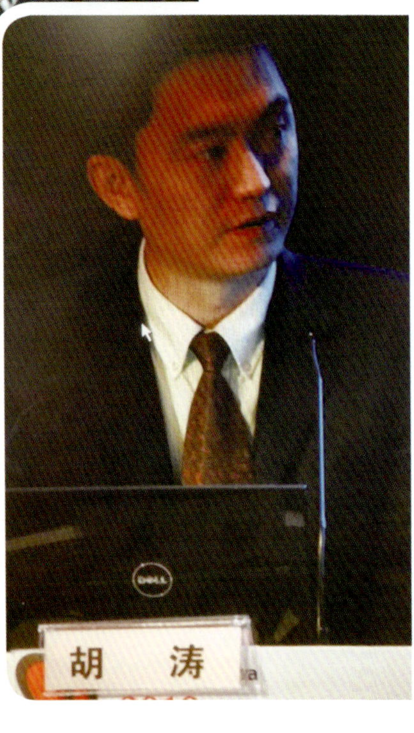
胡　涛

关于器械选择

■ XTA/R 导丝是 XT 导丝的换代产品，类似于华为手机 mate 20 和 mate 10 的区别；XTA/R 系列比 XT 导丝头端多加了一个 ACT ONE 控件，类似于红军长征时加了一个绑腿，这样会走得更稳，踩得更准。

XTA 的 A 是 antegrade，出厂设计用于正向开通 CTO，考虑到必要的通过性，头端克数设计约为 XTR 的两倍，即 1.0 g。

XTR 的 R 是 retrograde，出厂设计用于过逆向侧支，除头端克数为 0.6g 外，其余结构和 XTA 基本一致。

初学者其实很难分清护士递给你的是 XTA 还是 XTR。

■ 棘突肯定比切割通过性好，但是效果不如切割；类似于水果刀可以灵活地削皮，但不能剁骨头。

■ 记住“化骨绵掌”（XTR 导丝）和 “一阳指”（8-20 导丝），各有其不同的物理特性和使用方法，两种武功也是同样。

■ 这个病例我也会用 XT 系列，但是我会用 XTA，因为我觉得 XTA 可以当 XTR 用，但 XTR 不能当 XTA 用；病变在远端，力量可能不够。其实二者是 0.6 和 1.0 的区别，对于这种病变区别不大，但是往往有时会恰好差一点力量而滑入夹层。

- 演技不行颜值凑， MC 支撑不够导丝（硬度）凑，食材不佳就需要重油重盐，如果鱼肉不新鲜又做成刺身反而会让食客反胃。
- 我为什么喜欢用 Gaia 3 而不用 Gaia 1：因为在良好的控制下，Gaia 3 既可以当作 Gaia 1 用，又可以当作 Gaia 3 用，而 Gaia 1 只能当成 Gaia 1 用。类似于技术娴熟的扬州足疗技师能熟练地控制力道，让我既舒服又不痛。我很少

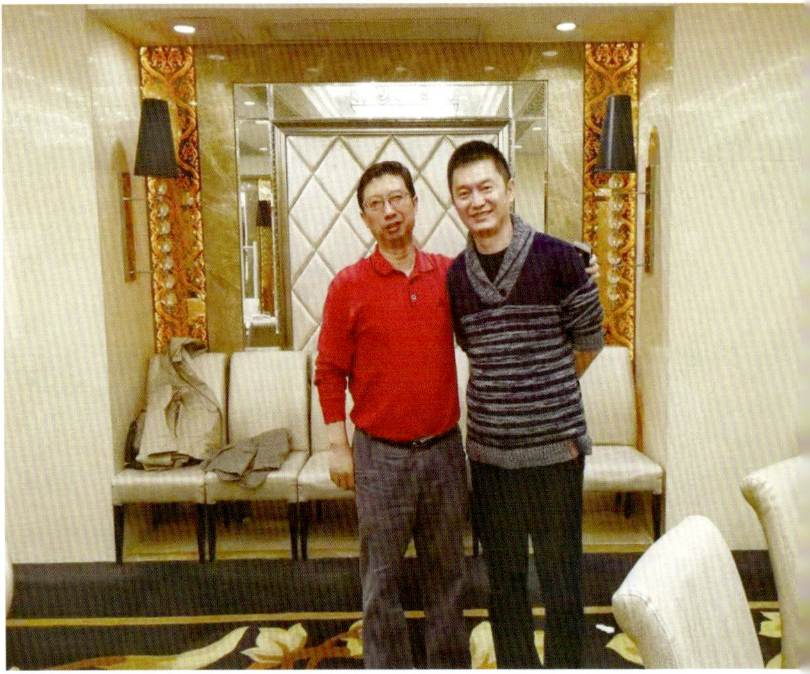

跟进 MC，所以我需要导丝尖端的力量。

- 宋杰教授说得很对，Gaia 一旦重新塑形会大大降低其穿透力，所以我一般不会用 Gaia 重新塑形。
- 这不是“怼”，这是“撩”。你们看到我是用 8-20 导丝，以为我在“怼”；其实我用的是 XTR 的手法——“撩”，虽然我拿的是 8-20 导丝。
- 在我的心目中，Gaia 2 是不需要的；就像我认为不需要 Pilot 150，有 50 和 200 就够了。

  我很难理解为什么要在 1.7 g 和 4.5 g 之间设计一个 3.5 g（头端克数）的导丝，我也很难理解为什么 Gaia 2 不成功换用 Gaia 3，我在试图猜测使用 Gaia 2 术者的心理：“3”太硬了，用“2”试试吧，不会穿孔。

  另外，我认为还需要有 Pilot 400，特别是用于支架内 CTO 时。

  Gaia 3 可以当作 Gaia 2 用，但 Gaia 2 无法当作 Gaia 3 用；就像男足队员可以轻松去踢女足比赛，但女足队员无论如何不能胜任同级别的男足比赛。
- 什么球囊干什么活，不能混用也不替用。

  林志玲（中国台湾艺人）是志玲，李长岭教授是长岭，虽然长岭也很好但他替代不了志玲。支架球囊是释放的，切割球囊是撕裂的，药物球囊是涂药的，后扩球囊是整形的，不能混用也不能替用，否则一定出事。

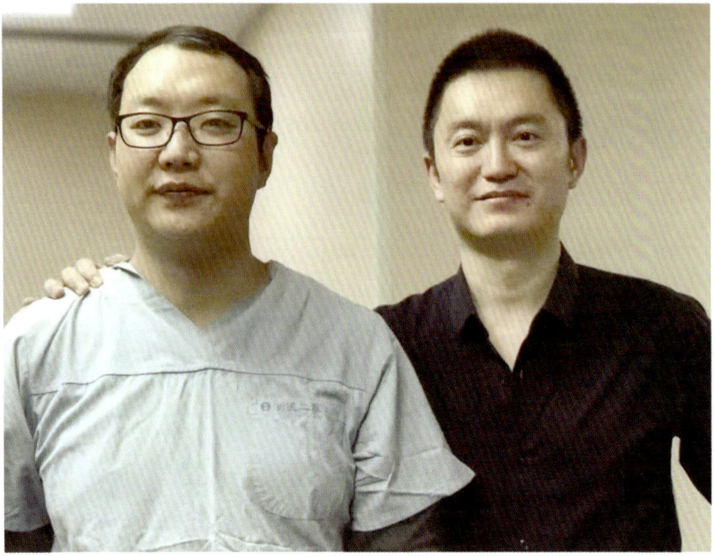

■ 乳突球囊也是高压后扩球囊的一种，上面有一些凸起，局部压力会更强。原理是接触面积越小、压强越大，类似于你在冰面上应该趴着爬行而不是踮起脚走路。

■ 有一些观点很奇怪：某导丝容易进夹层，某导丝不容易进内膜下，有时我都想问问：导丝进入内膜下是与导丝有关还是与病变形态有关？抑或是和术者操作手法有关？

出车祸是车不好、路不好还是司机技术不好？

如果是车的问题应该被召回检修，路不好应该重修并明确标示“事故高发地段”，司机技术不好应吊销其执照，或重新考核。

■ 现在有了 XTA/R 几乎不用 XT 了，类似于有了 mate 10 就很少有人用 mate 9 了；有了 XTA 后，Pilot 50 已经彻底退出了我的清单。XTA 操控要比 Pilot 50 好很多，精巧很多。

同时因为 XTA 头端是 0.010″ 的，穿透力更强，正如同样的力量，越细的针扎人越疼，所以我们在冰面上应该爬行而不是踮脚走。

■ 切割球囊的工作高度只有 0.005″，正常成年人的头发是 0.003″，我们常用的工作导丝头端一般是 0.014″，所以切割球囊使用时分支可以用导丝保护，所以切割球囊的作用仅仅是撕裂。

■ 使用 Finecross 微导管的基本动作是直接推送，所以要求指引导管有充分的支撑力，必要时可以联用球囊锚定、指引导管深插、Guidezilla 辅助等多种方法。

使用 Finecross 微导管时不宜旋转，但某些时候当 Finecross 顶住血管某个部位不能前进时，可略后退轻柔旋转后再尝试推送，往往可以顺利通过。

推送 Finecross 时中心导丝支持力也非常重要，如有可能应尽量多地推进导丝或送入远端分支，推送 Finecross 时应轻柔回拉中心导丝，相对运动有利于 Finecross 的通过。

此外，我也会在一些特殊技术时使用 Finecross。比如进行 Mini CART 技术时，当逆向导丝进入夹层，可以使用逆向导丝上的 Finecross 进行主动推送以起到“微扩张”的效果，然后操纵正向导丝沿“真腔—微夹层—真腔”的通道进入闭塞段远端真腔。

在运用 MC Knock 技术时，Finecross 可以起到类似 Crossboss 的作用。当闭塞段较短较直时，如果逆向导丝直接通过困难，可以使用 Finecross 在无逆向导丝支持下直接冲击闭塞段松解斑块后，然后尝试正向导丝通过（这一技术又被某些专家称为 MC Knuckle）。

- 主动脉窦直径很宽的时候，建议选择 AL 指引导管，EBU 操作难度较大。
- 术后我回去反复思考，考虑还是 AL 碰到了右窦边缘引起了微夹层，用力造影后造成局部花斑样血肿形成；所以果断植入支架是明智的。

关于变曲点

官学强教授说得对，（导丝）顶住就好，就怕顶不住，不停滑到夹层甚至螺旋环绕着血管走；用葛院士的山东话说就是“chi 住了”，每次一顶(chi)住我都一阵狂喜，成功了！

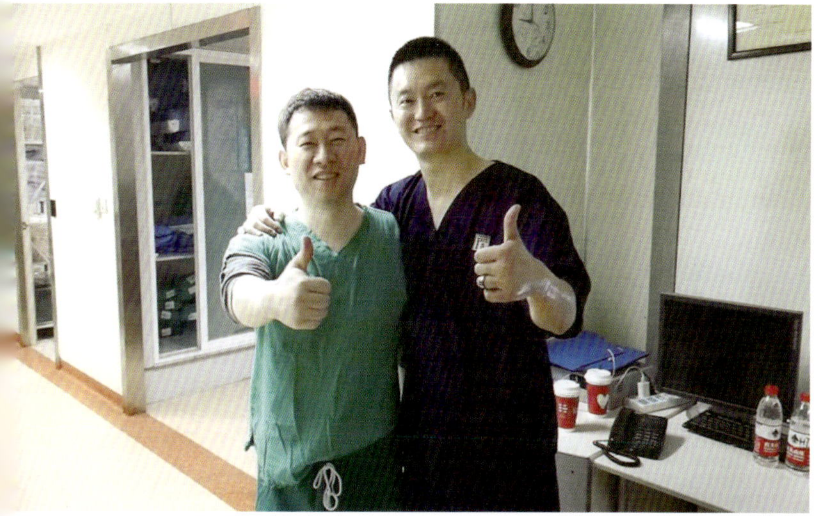

关于慢血流

■ 处理慢血流一定是多种方法综合灵活对症处理，不可能只有一种神技，从哲学上说也不可能。

慢血流类似于堵车：四个车道的车全部大量汇入一个车道必然会堵。处理方法是多方面综合的：比如减慢四车道车辆汇入速度，加快单车道车辆通行速度，尽量不要在单车道发生车祸，使用单车道的紧急停车带等等。流水不腐，户枢不蠹。

■ 其实，明白了堵车的原理就知道怎么处理慢血流了。从八车道进入双车道必然会堵，本来交通已经拥堵（慢血流），不开放应急车道，十来辆三轮车（造影剂）又插进去就会彻底堵死（无复流）。

处理方法：增加行车道（保护开放分支）；延长红灯时间（控制旋磨时间、球囊扩张压力）；开放应急车道（硝普钠、异搏定）；挪走事故车辆、路障（处理内膜片栓、血栓、气栓等）；禁止三轮车大量涌入（不要注入造影剂）。

■ 冠脉近端给药基本无效？90％的情况我都是GC给药，目前还没有发现无效的，需要确定GC同轴，保证药物注入。

从哲学上来说，没有一种方法可以处理所有的问题。

交通常识

从四车道汇入单车道肯定会比从双车道汇入单车道更加堵。处理方法：延缓四车道汇入速度，加快单车道通行速度，最大限度地开放应急车道，预计将要堵车时提前处理，提前开放，避免道路交通崩溃。

无复流（慢血流）无非三个原因：

1. 近端压力低、血压低、GC 嵌顿助手不用力。
2. 中段有阻塞，血栓、气栓、夹层内膜片栓。
3. 远端无出口，微循环痉挛水肿堵塞，炎性因子、神经体液因素。

关于急性冠脉综合征（ACS）患者 CTO 的开通时机

ACS 患者 CTO 开通一般至少在术后一个月，半年后较安全；马上开通倒不是一定会出问题，但是与指南不一致的操作尽量少做。

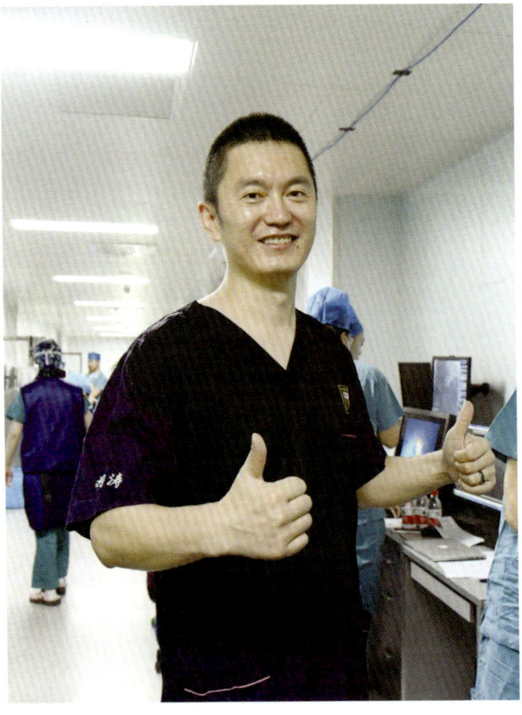

关于造影剂用量

一般认为，体重 ×5 的造影剂用量没有问题，也就是 60 kg 的患者可以用 300 mL 造影剂。

这个道理和开车差不多，老司机会轻踩慢点，不但省油而且开得稳。

每一滴造影剂都要推得有作用、有意义。

球囊无法通过时的处理

■ 我总结了 12 种方法：

◎ 换球囊

不同厂家的球囊通过病变的能力不一样，有的球囊使用之后很难再次进入，需要总结熟悉各种球囊的特性，尝试更换。

◎ 换 GC 导管

根据血管以及窦的不同形态选择更换同轴性好、支撑力强的指引导管，越粗的指引导管支撑力越强。

◎ 换入路

股动脉入路支撑力明显强于桡动脉入路，而且股动脉入路可以容纳更粗的指引导管。

◎ 换术者

经验丰富的术者会利用张力的控制，随着心脏搏动逐渐推进通过球囊而不致使指引导管弹出，度的把握非常重要，有时往往就差一点点力量的控制。

◎ 深插（Guidezilla）

指引导管深插是增强支撑力的常用方法，使用时需要注意同轴，避免血管和窦的损伤。子母导管的使用会插得更深而且更安全，采用球囊引导子母导管渐进是常用的深插方法。

◎ 各种锚定（包括同侧锚定）

根据血管病变特征灵活合理选择锚定位置以及压力，锚定后推送时需要密切关注锚定球囊的位置滑动情况，避免血管损伤。

◎ 多导丝碎裂斑块技术

插入一根导丝，不管新进导丝在真腔还是夹层。导丝进入后先沿原导丝再尝试推送球囊，如果仍无法通过，更换球囊沿新导丝进入，如果能成功就扩张，不管其在真腔还是夹层，目的是改变坚硬斑块构型，也可以两个球囊同时分别沿两根导丝匍匐前进、交替顶住扩张，最后沿原真腔导丝植入支架。

◎ 旋磨

直接尝试推进 MC，顶在能到达的病变最远处，撤出工作导丝尝试推进旋磨导丝，操作时需要耐心，当旋磨导丝进入困难时需要稍后撤 MC ，一般多能顺利通过，然后进行旋磨操作。

◎ Corsair

很多时候耐心转动 Corsair 往往能穿透球囊不能通过的病变，新一代的 Corsair pro 穿透能力会更强，需要强调的是，对于钙化严重的病变，不能连续暴力旋转Corsair，以免损伤Corsair头端。

◎ Tornus

作用和Corsair类似，对于钙化病变或许比Corsair更为适用。

◎ 反复球囊近端扩张爆裂斑块

当小球囊无法通过病变时，可试用略大球囊在病变近端顶住后高压扩张，有时可以爆裂斑块以利于后续小球囊通过。

◎ 球囊爆破技术（BAM）

使用1.25 mm以下球囊，局部高压打爆后，利用其内造影剂冲击力撕开斑块，有一些偶然性而且不可控，对于特别严重的钙化，BAM技术无效且有一定风险，在没有旋磨的情况下可以谨慎尝试。

以上方法可任意组合，根据不同情况随机应变。

- 当球囊无法完全穿透病变时，有时需要使用球囊扩张松解病变近端；类似于我给儿子脱裤子时需要先把裤带松开，才能脱下裤子。
- 反复更换球囊近端松解类似于开啤酒瓶盖，不要急于一次打开，可以一点一点地撬一圈；只要你舍得更换球囊，不必要求一个球囊完成穿透，理论上一定会有一个球囊最终通过。

套路和基本功

- 基本的规范、公认的套路还是有的，“神”我却一直不信。有的病变 XTR 和 8-20 导丝都能通过，有的病变 BMW 永远不可能完成。就像中国男子足球队 4：0 大胜巴西队肯定无法实现，1：0 小胜巴林队倒是蛮有可能。
- 睡前我总是会思考讲课时该怎么比喻，类似打乒乓球，有人用直板正胶，有人用横板反胶，总之能赢就行。

  大学时我们掀起了跳交谊舞的热潮，辅导员还专门请来专业的老师来教学，快三慢四、伦巴、恰恰各种术语让我眼花缭乱，学到最后我终于明白了，柔韧性、协调性好的人怎么跳，跳什么都好看。
- 在我外出会诊这段时间，我深刻地感受到国内 PCI 技术发展水平不均衡，很多医院的独立术者严格上还不能说会做，基本功非常不扎实，基本的概念也不了解，却以为自己懂了。所以葛院士提醒的非常对，我们现在的手术直播演示，除了演示开通复杂的 CTO 病变技巧外，更有必要的是普通病变的规范化处理。

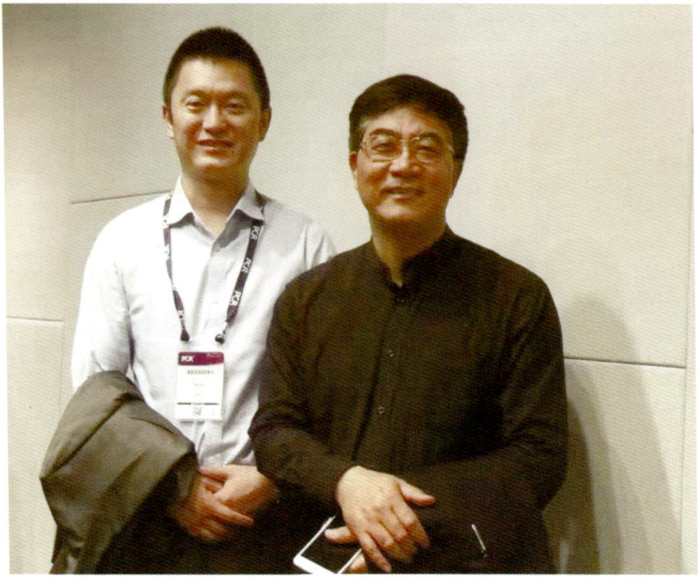

- 奥迪车肯定比奥拓车提速快、减震好，但技术娴熟的司机开奥拓车一定比新手司机开奥迪车速度快、行得稳。所以大家别急，先好好练习基本的驾驶技术；了解并线要看后视镜，学习会车需关远光灯。
- 不管日本人、美国人、柬埔寨人还是阿富汗人，技术好、做得对我们就虚心学习，做得差的就引以为戒。实事求是、有理有据，不夜郎自大也不妄自菲薄。
- 不可否认确实有些顶级大厨可以以假乱真，但对于初学者我还是建议老老实实、认认真真地用牛肉去做牛肉汤，用鱼去做鱼汤。

不要看了荆全民教授的病例就说他用鱼做牛肉汤了……那是因为他做了很多年的饭，他用豆腐都能做出牛肉的味道。但是你不是他，还是老老实实去买牛肉吧！

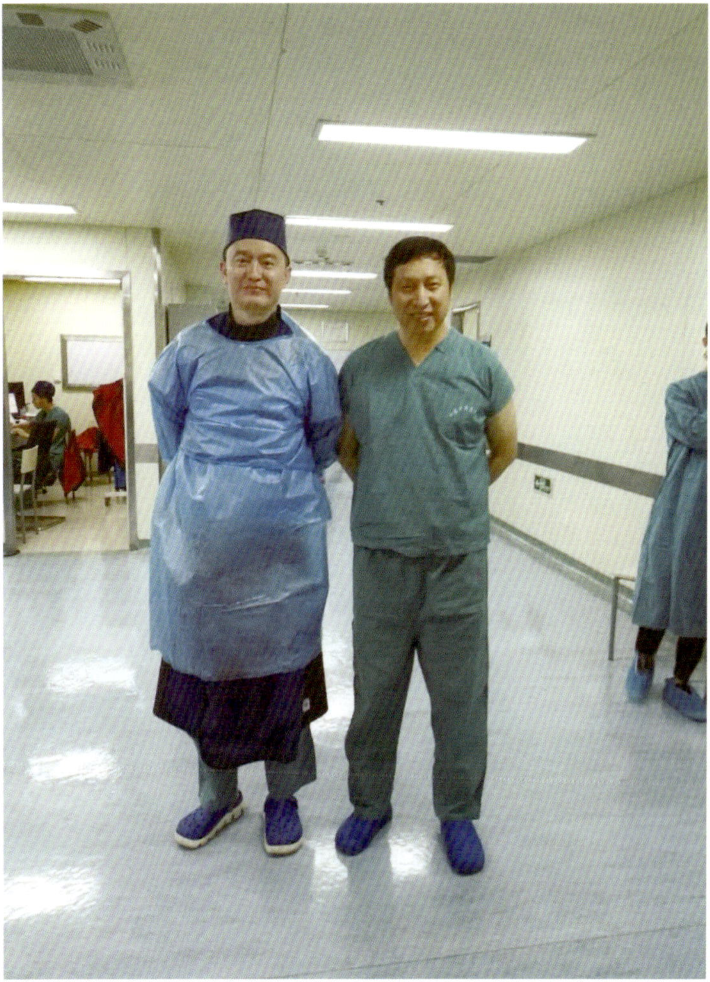

■ PCI 很直观、很简单；PCI 也很复杂、有内涵。

每一个步骤、每一个选择都是有目的、有预案的，绝不是“蒙”。从 GC 导管入路、导丝选择顺序、头端塑形、磨头大小、旋磨动作、预扩球囊选择、扩张压力大小到最终处理选择……都是用头脑去思索的，手可以不清楚，头脑一定要清晰。

纸上得来终觉浅，绝知此事要躬行。

■ 看书学习也很重要，比如至少你得知道 XTA 导丝、JR4 导管、Conquest pro 导丝的工作原理，至少得知道 EBU 和 XB 指引导管其实全称都是 Extra Back Up。

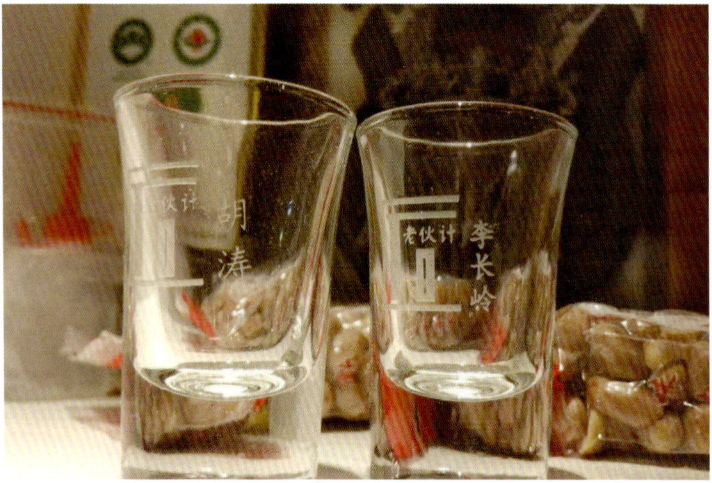

- 从科学发展观的角度上，套路是一定有的。当然我也反复说过：有规范无定式，随机应变、顺势而为更是高手巧妙的做法。

  下过围棋的都知道，初学者都是要背定式、熟悉棋形的，我到现在还记得“大雪崩”“小猪嘴”，熟记定式并不妨碍你妙招迭出。

  初学做菜时有一本菜谱会提高很快，当然菜谱上写的翻炒少许时间的“少许”值得你好好品味，米其林大厨和大排档师傅的区别可能就是“少许”这两个字。

  你可以单手开车也可以双手开车，但你绝不能用脚开车。

  大师的手感不见得比你强多少，但大师的套路一定比你多得多。

- 球王贝利曾说过，巴西的每个人都是足球队教练；中国冠脉介入界也有不少纸上谈兵、异想天开的“教练”。会议主持桌上几乎没做过旋磨手术的“大师”，激扬点评着做过 100 例旋磨的术者的病例；讲台上做过不到 10 例逆向的“专家”拿着厂家复制粘贴的 PPT 侃侃而谈，分享他的个人经验。

- 我亲眼见过某大医院副主任做 LAD 近端病变，支架定位都不看肝位，直接就一个体位释放了，这种基本的操作规范都不知道。

我也亲眼看过至少三个手术视频，CTO病变导丝进不去，球囊顶住一扩张，直接在台上心脏压塞抢救失败了。

我还在主席台上和专家吵过，她坚持要中和肝素，当时冠脉里有导丝、球囊堵着。

所以我觉得我真的可以做一些有意义的事情。

- 不要迷信“神器”，幻想走捷径；任何技术的练成都需要付出艰辛的努力，花费大量的时间。

你正向导丝平行都没练好，你能做好stingray？

run through都用不明白，你能熟练操控Gaia？

指引导管同轴都不会调整，你会深插Guidezilla？

- PCI相对比较直观，入门很容易。

模仿能力强的人看几台手术就能照猫画虎，我们接患者的护工手术看久了都能说出3.5 mm×18 mm的器械型号。但是PCI远远不是我们眼睛看到的那么简单，也绝不是我们开玩笑说的“下水道管子工”。它有各种各样的小技巧，更有形形色色的“大深坑”。

■ 我的每一个技术都是建立在多年长期实践、流汗苦练的基础上的。如果你看懂了我的每一步，想通了我的每次操作，掌握了基本的套路，熟悉了初始的规范，就可以尝试去做 CTO 了。

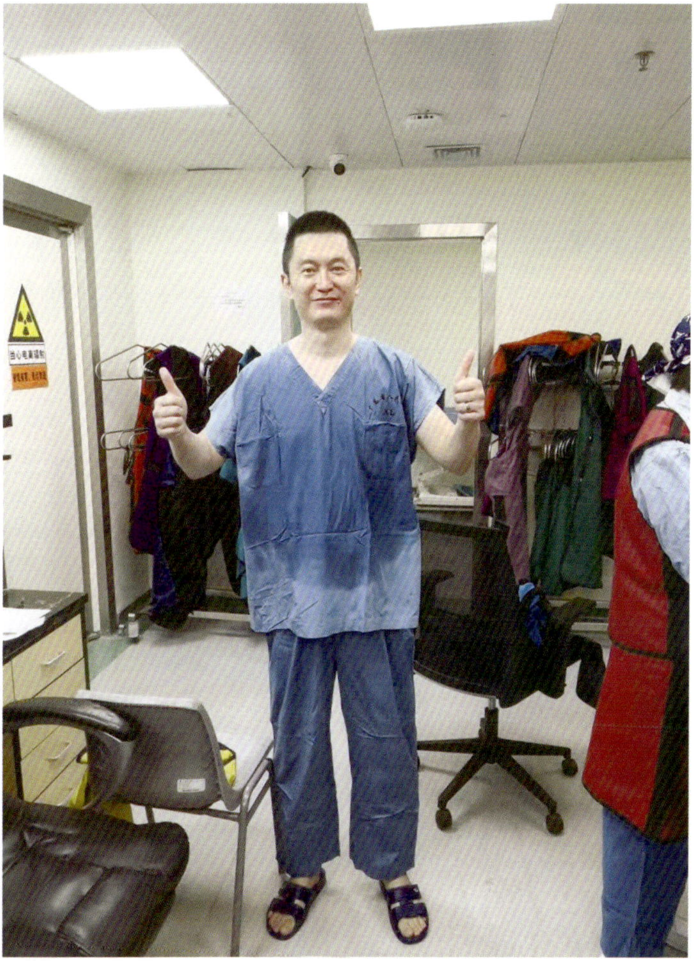

关于血栓

我小时候家境贫寒，曾经在建筑工地上勤工俭学，主要任务是递送盛装水泥的小桶。

血栓就像凝固的钢筋水泥结构，先要用纤维蛋白搭成钢筋架子，然后血小板就像水泥灌注其上，二者缺一不可。

抗凝药物是不让钢筋架子搭起来，抗血小板药物是抑制水泥的进一步灌注，尿激酶是把钢筋架子松解掉，球囊松解是把钢筋架子用机械力量冲散开，抽吸是直接把钢筋架子收走，所以需要根据具体情况灵活处理。

关于 IVUS

- IVUS 实时指导对我帮助不大，反而影响我对导丝的操控。我个人觉得 IVUS 的作用是确定大概位置，比如我要找一个姑娘，我至少得知道她在青岛还是在烟台，不然我永远找不到她。
- 前几天尝试了一个 IVUS 假腔内指导重入真腔，感觉还是很难。

  我曾经说过，IVUS 看见真腔和导丝进入真腔是两码事、两个概念。
- 从我个人微薄的经验上，IVUS 似乎更重要的是实时验证而不是实时指导，避免输在起跑线上。
- 有一次手术使用 IVUS 指导重入真腔还是不熟练，尝试了半天还是进不去。最后还是用我最熟悉的方法，Gaia 3 贯通进入真腔。

  类似于足球运动员做了半天“马赛回旋”也没晃开对手，最后还是靠速度直接蹚过。
- 只看这种静态图然后问我选多大支架，就好比我问你，她好不好看一样，无法回答。IVUS 是用洗面奶把脸洗干净看素颜，而双侧造影（看 CTO 出入口）则是看她爸爸妈妈好不好看。

- 钙化环和擦皮鞋的原理一样，擦之前光线是漫反射，不太亮；涂上油后是镜面反射，所以亮。
- 原来我总是担心 IVUS 进入后假腔的血肿蔓延，如果 IVUS 头端只有 1 mm，似乎 IVUS 指导重入真腔有理论基础。

所以我反复说不能搅和；类似于你可以找个女朋友，但千万别投入感情，要不麻烦（假腔）就大了。

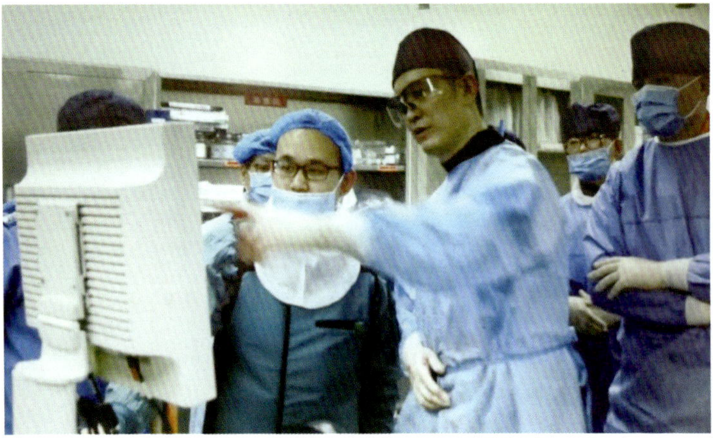

关于退侧支导丝时需要 MC 保护

导丝远端比较粗硬，对于娇嫩的侧支通路会有风险，特别是来回牵拉时；所以退侧支导丝时需要 MC 保护，类似于妈妈洗碗时需要戴上橡胶手套。

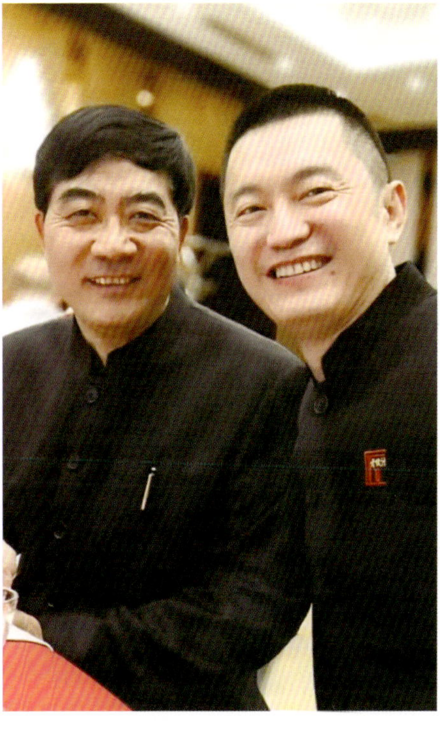

随机应变和规范操作

■ 可控制、可复制的叫技术，否则叫技巧；预先设计、有后备方案的叫技巧，否则叫碰巧。

随机应变、灵光一现还是要立足于长期规范的操作，每个游刃有余的穿墙高手或多或少都有撞得鼻青脸肿的时候，只是他们不愿意告诉崂山道士。

还是要先掌握好同轴的指引导管（GC）放置、合适的双侧造影、适时的体位变化这些基础知识。

■ 需要尊重病变、敬畏生命。

我这两天回看了微信群手术直播的部分内容，建议大家不要再用“感觉是”“估计是”“赌一下”“幸运的”这类的话。

我们是大夫，不是屠夫；台上躺着的是别人的爸爸妈妈或兄弟姐妹，而不是新西兰大白兔和西班牙小白鼠。很多病例我看了都很痛心，我至少在微信群说了 50 次：不确定真腔不要盲目进入，除非是某些特殊操作。

看到血管被活生生撕开，悲剧在血淋淋上演……我要强调的是：我们仍需要再规范、再普及、再提高。

■ 手术成功不代表经验正确。

我不确定真腔，把 MC 推过去结果开通了 CTO，这并不能说明我是正确的。马剑英教授不确定真腔没有贸然球囊扩张而是放弃手术，虽然没有开通 CTO，恰恰说明他比我会做而不是我比他做得好。

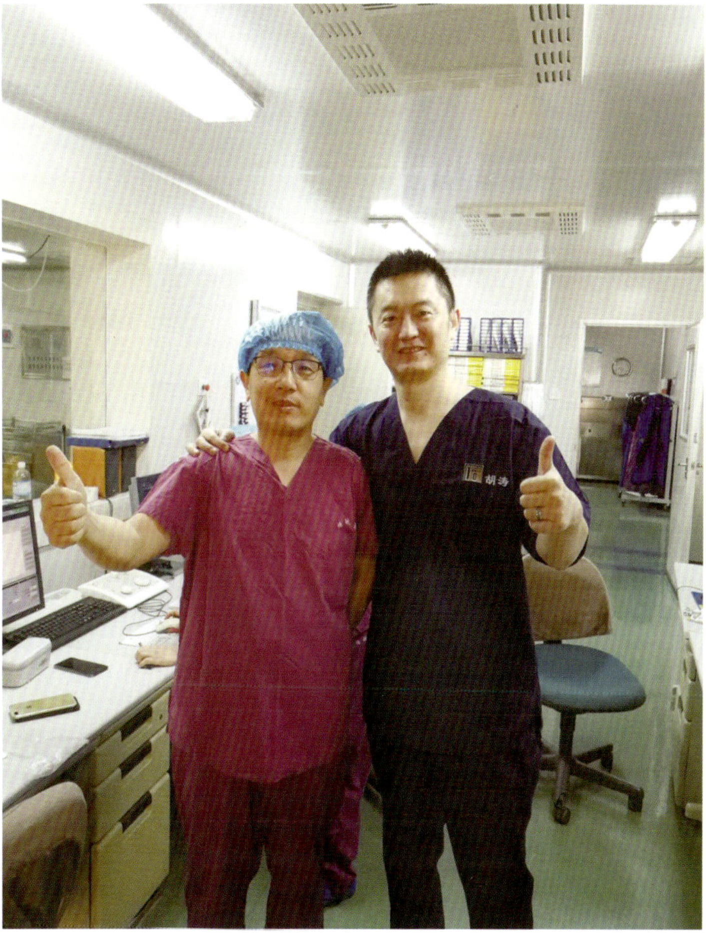

■ 我昨天看了外院五个失败的 CTO 手术视频，准备下周三去做。五台手术都没有做双侧造影，其中三台全部夹层了，最后对面用造影管再来指导；另外两台直接跟进 MC 在夹层里造影。

我再次深刻地感受到再规范、再普及、再提高的重要性。我们每周都有若干会议盛宴，各种手术在线直播，为什么还是这样？

西北地区这样，东南地区也是这样。

CTO 如此，简单病变也是如此。

明显钙化病变不充分预处理，硬塞进小支架，膨胀不全，没出院就急性血栓了；CTO 把分支全做了，就剩一个“老鼠尾巴”，刚出院又全堵了。

不过通过努力，现在不用 MC 做 CTO 的几乎没有了，所以 MC 全国紧俏起来了。

■ 随机应变，不必拘泥于黑虎掏心还是神龙摆尾；见招拆招，“KO 即 OK”。

■ 看了那么多并发症，在本院外院也做了一些手术，深切地感受到我们的 PCI 手术亟待规范，几点感触分享给大家，仅供参考。

◎ 我们做的是人，不是实验动物。

手术过程中需要密切观察患者的反应，频繁询问患者的感受，反复判断患者的状况，而不能不管不问低头手术。

我本人当住院总时，亲历一个患者从上台就哼哼唧唧到后来没声音了，所有人都没有关注，最后患者脑出血离开。

◎ 密切关注血压、心率等指标，眼观六路、耳听八方（强烈建议开启心率声音）。

患者的每一个变化、每一处不适都必须找到原因，否则不能进一步操作。不论是心电导联接错了、血压没调零，还是患者精神病发作了，找不到原因，绝对不能进行下一步操作。

我经常对助手说，患者的每一个症状变化都是有原因的：脸红、咳嗽（过敏？）；打哈欠、想大便（血压低？）；出汗、脸色苍白（迷走神经？心衰？心脏压塞？）；不能控制地抽动（脑血管意外？）……总之一定要找到原因，否则不能进行下一步操作。

◎ 没有“神器”、没有秘诀、没有专家；只有规范、只有技巧、只有灵活使用技巧的术者。

关于 GC/MC 导丝的选择、头端塑形、球囊选择使用、造影剂配比、支架选择使用、分叉处理方法、边支的保护方法、后扩方法、何时切割、何时旋磨、何时正向、何时逆向……都有着严格的操作规范和技巧；绝不能说我喜欢这个器械或者我不喜欢这种术式……一切虽无定式，但有规矩。

◎ 任何冠脉内操作要求必须全程透视，有阻力时一定要停下分析原因。切忌暴力操作，提倡 3S 原则：Sight——在脑海里记住血管形态、路线，随时关注路标，不盲目前行，不莽撞摸黑。Soft——找缝寻迹要靠巧劲儿，需要从软到硬逐渐升级，高手做手术得心应手，如庖丁解牛；而不是粗枝大叶，如大锤碎石。Slow——要有耐心，找到问题所在，多透视 5 s，少吃线 1 h。

◎ 冠脉有堵塞，必须用肝素。

不管什么原因，哪怕穿孔后用球囊补救，都要按时追加肝素。

王海昌教授早年曾对我说，导管室里不停问肝素的那个人就是这个导管室最聪明的人。

◎ 不确定导丝在真腔，不能进任何东西，除非你是做某

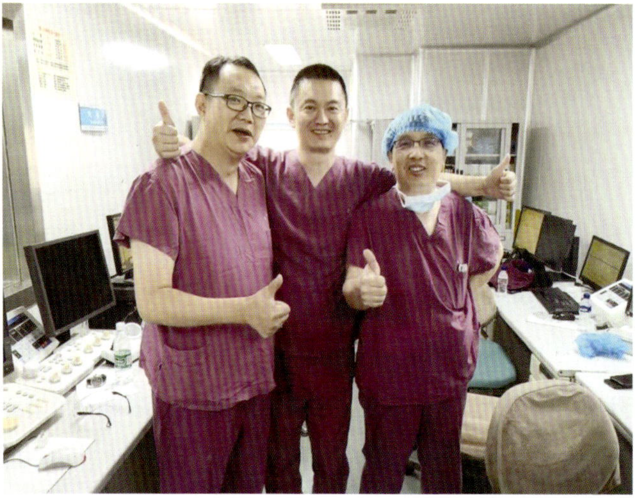

些特殊操作。我们是医生，不是赌徒，必须找到证据证明导丝在真腔，找不到证据它就是在假腔。

◎ 并发症有天灾，但大部分是人祸。

能反复开通 CTO 的术者不是运气好，他一定掌握了技巧；反复出现并发症也不是运气差，他一定没有遵循规范。熟练处理并发症的是高手，不出现并发症的才是绝顶高手。

■ 开通 CTO 更重要的是看术者是不是在有目的、能控制地进行某种操作，而不是球囊打爆了就报个病例 BAM；不确定导丝是否在真腔，用 MC 造影打出夹层，后来自己也不知道导丝是如何进入的，然后又报个病例 Carlino，我曾经说过这不叫 Carlino 这叫“Casino”。

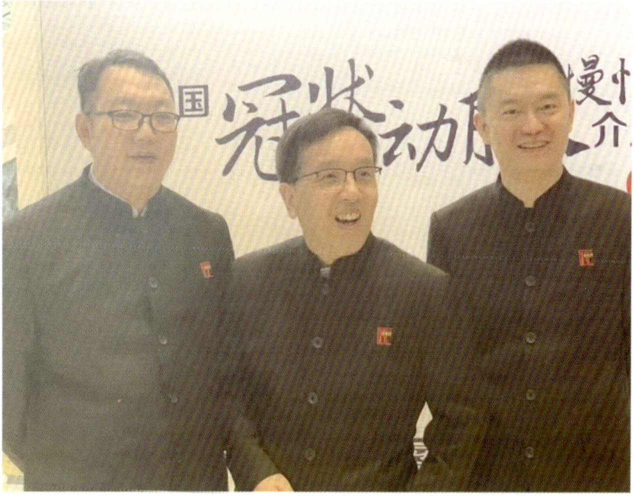

■ 针对用 MC 暴力造影的术者

谨慎、再谨慎！即使你特别想用 MC 看一下也可以轻点或注入少量的造影剂后用导丝轻推，发现不对劲立刻停下，切勿暴力强推。CTO 本来不神秘，但得遵循规范，要正规操作，基本理论、常规套路要熟悉。

■ 当导丝进入闭塞段远端后，我们首先要假定它在假腔或者心包里，然后我们需要找出各种方法证明它在血管真腔（导丝在不同位置进入不同分支也可以确定真腔），必须确定后才能进行下一步操作，如果我们确定不了那只能含泪撤出，所以我个人认为没有“基本确定在真腔”这种表述。

MC 推进我个人认为是为了交换导丝而不是确定真腔，一旦 MC 推进就是“全或无”。所以不确定真腔，不能进导丝，除非术者有意要做某些特殊的操作。

如果你能记住对侧造影的所有分支的细节并且在脑海中整合成一个三维动态图的话，你也可以不做双侧造影。经常听到术者描述：手感在真腔，严格地说其实并不靠谱。操纵导丝时是有触觉反馈的，但是触觉反馈只是一个方面，还需要结合导丝头端形态、摆动幅度等等综合判断。近端夹得很紧时，即使远端在真腔，手感也可能是非常生涩的；某些导丝即使在夹层里，也感觉是顺滑的。

CTO PCI 在某种程度上比 95% 狭窄更安全，但我们是医生不是赌徒。理论上各有 33% 的概率：真腔、夹层、心包。实际手术实践中其实心包并发症的概率很低，但是台上躺着的是患者，不是做实验的动物；我们是大夫，不是屠夫。我可以不开通，但我不做风险高的手术。

■ MC 跟进暴力造影打出大夹层，然后又胡乱转进去，接着喜滋滋地报道 Carlino 技术开通 CTO 一例。

这不是 Carlino，而是“Casino”，每一步都是有目的的才行，要做到形散神不散。

■ 针对过长的假腔开通

我曾经说过理论上只要冠脉足够长，正向行进总能走到血管真腔；同样，只要 RCART 足够大你也总能“蒙”回真腔，但那不叫开通 CTO。

我们需要的不是物理开通而是生理血流。

■ PCI 第一步是该不该处理，第二步才是怎么处理，这是毋庸置疑的；但是你必须得学会怎么处理，不管它该不该处理。就像你要学会处理并发症，但是不一定非得出现并发症。

■ 我非常担心的是造成误导，随便扩张，撕得乱七八糟，然后“蒙”进去做成了，我的理念依然是假腔无限小、无限短。

我还见过在 LAD 近端做 RCART，LCX 连导丝都不放的术者，我问他：“你不担心吗？”结果他反问我：“最后结果不是没事吗？”我无语。

■ 于我心有戚戚焉。我再也不想见到从 RCA 开口一直用 Knuckle 技术钝性分离至后三叉做 RCART 了，甚至有的连后三叉血管都保不住……这是我的底线。我见过很多粗暴的操作，术者告诉我，他在做 RCART，我们确实要明白 RCART 的意思，否则就容易造成误导。

■ 给大家翻译一下：CART 的意思是控制性正向与逆向内膜下寻径技术（Controlled Antegrade and Retrograde Tracking，CART），我们很多术者做的其实并不是 RCART（逆向-CART），或者只能说是广义的 RCART。

■ 逆向 Knuckle 最初目的只是为了找方向，然后正向突破，没想到居然进入真腔，那就顺水推舟。

关于 CTO 开通率

- 我曾经说过 CTO 最低开通率为 33%，会做手术的可以达到 50%，稍微熟练一点的 60%，比较熟练的 70%，熟练的 80%，非常熟练的 90%，绝顶高手 95% ，95% 往上每上升 1% 都是一个档次的差别。
- 感谢我的手术团队的兄弟们对我的无私帮助、忍让宽容，感谢葛院士及“老伙计”团队对我的耐心指导、大力扶持，感谢西京医院，感谢各兄弟医院，感谢公司厂家的学术支持；特别感谢我的家人对我的默默支持和全力配合，你们无怨无悔的爱给了我前进最大的力量和勇气。

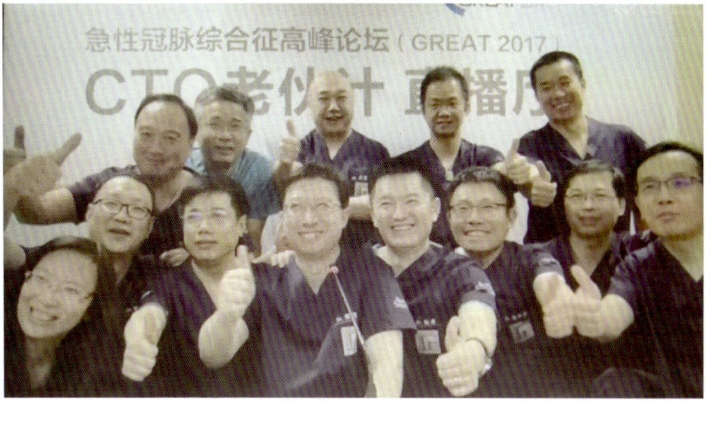

■ 2017 年完成 CTO 170 台，西京医院 98 台（57.65%），其他医院 72 台（42.35%）；成功 164 台（成功率 96.47%）；其中正向完成 155 台（91.17%），逆向完成 15 台（8.83%）。2018 年共完成 CTO 200 台，成功 188 台（成功率 94%）；其中正向完成 148 台（74%），逆向完成 52 台（26%）；西京医院 102 台（51%），其他医院 98 台（49%）。

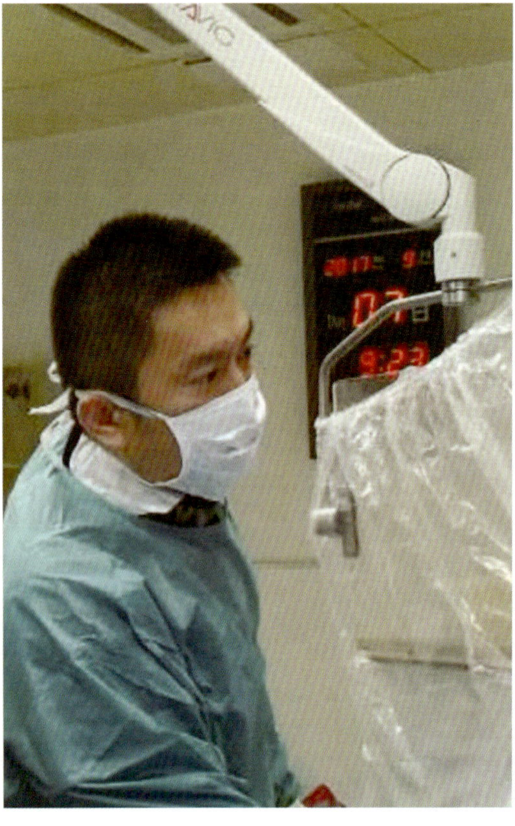

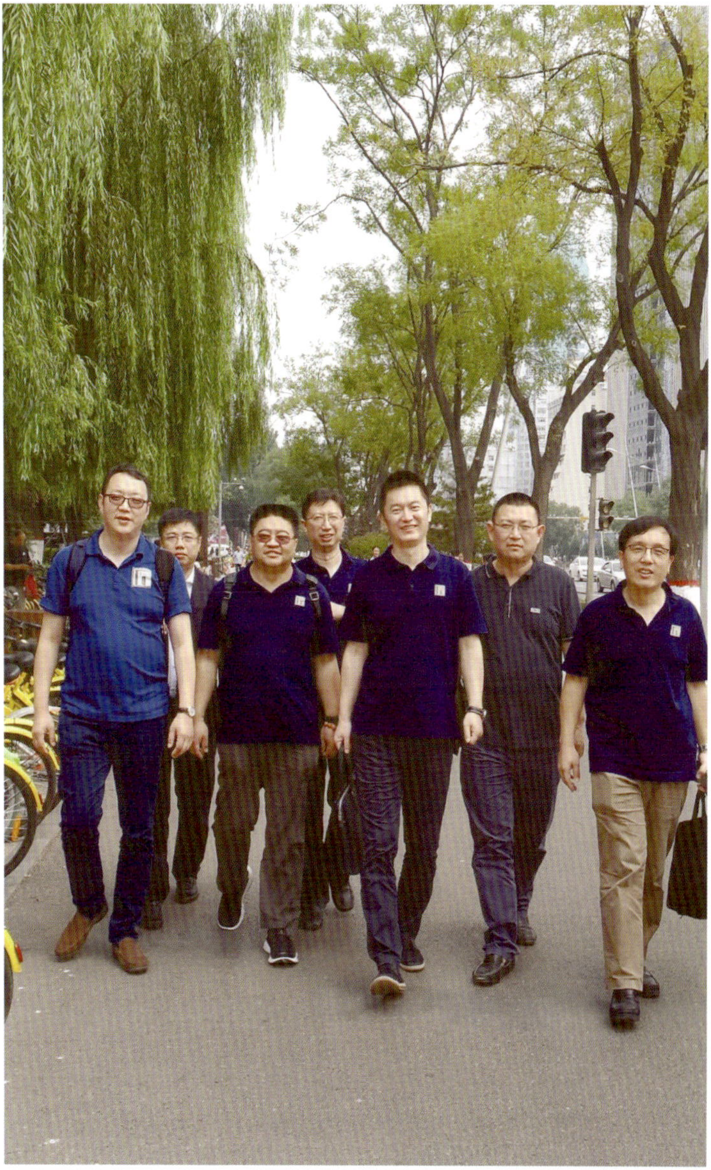

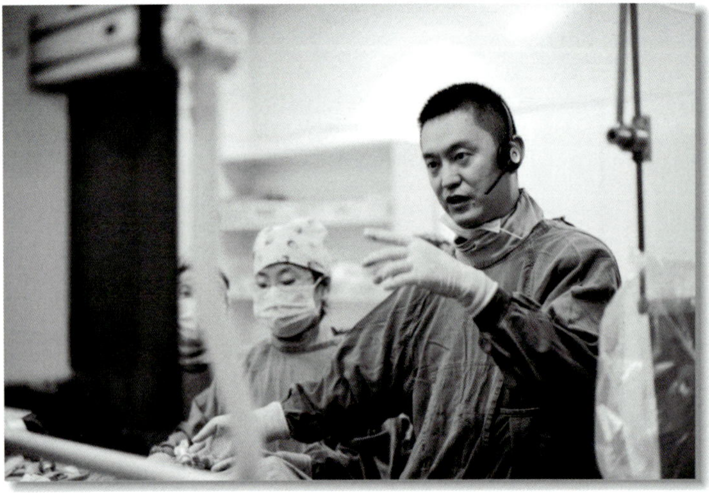

■ 2019 年年终盘点

◎ 2019 年共完成 CTO 166 台，成功 156 台（成功率 93.98%）；其中正向完成 117 台（70.48%），逆向完成 49 台（29.52%）。西京医院 85 台（51.20%），其他医院 81 台（48.80%）。

◎ 虽然成功率和 2018 年相比又有所下降，有几台失败的手术我也颇为遗憾，但绝大多数失败病例我都竭尽了全力……2020 年我们还是会加倍努力，迎头赶上。

◎ 再次感谢手术团队的兄弟们对我的支持帮助；感谢葛院士及“老伙计”团队的耐心指导，大力扶持；感谢西京医院，感谢各兄弟医院，感谢公司厂家的学术支持。

◎ 特别感谢我的家人对我的默默付出，你们的爱是我继续前进的动力。

■ 有时候我想一想，现在器械、导丝这么先进，方法这么多，平行、再平行、LAST、改良 LAST、手工 ADR、傻瓜 ADR、RWC、MiniCART、RCART、knuckle、MC knock、Guidezilla RCART……哪怕我用对一个也能成功，做不到 90% 的成功率，惭愧啊！

■ 目的只是告诉别人，偶尔开通一次 CTO 是很正常的；甚至偶尔开通一次知名术者未开通的病例也很正常。

Mini CART 技术

CART 技术是逆向开通闭塞支的常用技术。当我们的逆向导丝和 MC 通过侧支循环到达闭塞段远端时，因为有了 CART 技术，开通闭塞支的成功率几乎是 100%。什么是 CART 技术呢？当正向导丝进入血管夹层而逆向导丝也进入血管夹层时，通过操控调节导丝使正向、逆向导丝尽量接近，沿逆向导丝送入专用球囊进行扩张，形成逆向—正向导丝的通道，操纵正向导丝沿真腔—夹层—真腔的通道进入闭塞段远端血管真腔，这就是我们常用的 CART 技术。如果我们沿正向导丝送入球囊进行扩张，形成正向—逆向导丝的通道，操纵逆向导丝沿真腔—夹层—真腔的通道进入闭塞段近端血管真腔则称作 Reverse CART。

CART 技术需要使用沿逆向导丝进行扩张的专用球囊，有时球囊长度不够，有时不能通过侧支循环，从而导致手术失败。同时对于迂曲侧支血管具有一定的潜在风险，有时虽然能够通过侧支但球囊回撤时有可能造成侧支破坏；类似我小时候很调皮，头钻过了铁栅栏，但是却拔不回来了，这时候硬拔要不头坏了，要不铁栅栏坏了。

即使球囊顺利扩张，有时也会因为形成较大的夹层而造成较多的边支血管的丢失；患者尽管血管开通，但相当长的一段支架植入内膜下，造成术后血管功能恢复较慢，因此建议尽量在闭塞段内进行 CART/RCART 技术，尽量保证支架植入在血管真腔内。在一些特殊情况下，不得不将部分支架植入内膜下时也应尽量用于分支血管较少的右冠状动脉，而不建议用于有重要分支的前降支或回旋支，以保证边支血管的存活。

基于此，笔者对经典的 CART 技术进行了改良，不使用球囊沿逆向导丝进行扩张，而是使用逆向导丝上的微导管（微球囊）进行推送以起到“微扩张”的效果，然后操纵正向导丝沿真腔—微夹层—真腔的通道进入闭塞段远端血管真腔。在手术实践中取得了良好的效果，我们把这种国际首创的技术称为 Mini CART 技术。该技术不需要使用具有一定的潜在风险的球囊，同时形成的夹层非常微小，几乎不会造成边支血管的丢失，术后患者血管功能迅速恢复，非常适用于有重要分支的血管。

关于脂肪组织封堵血管远端穿孔

我从来不去做我控制不了的事情，推送用导丝穿着的脂肪组织可能会在通过路径中任何位置脱落，而且脱落了你也不知道。

所以我不会用瑶柱、干贝、鲍鱼等熬制成高汤去做开水白菜来招待客人，可能实实在在的佛跳墙更能表达我的心意。

平行导引导丝技术

CTO 介入治疗技术

CTO 介入治疗技术分为正向和逆向技术。

正向技术的目的是通过使用各种器械和方法，最终使导丝从闭塞段入口近端的血管真腔进入闭塞段出口远端的血管真腔；逆向技术的目的是通过使用各种器械和方法，使正向导丝远端的真（假）腔和逆向导丝远端的真（假）腔逐步接近，

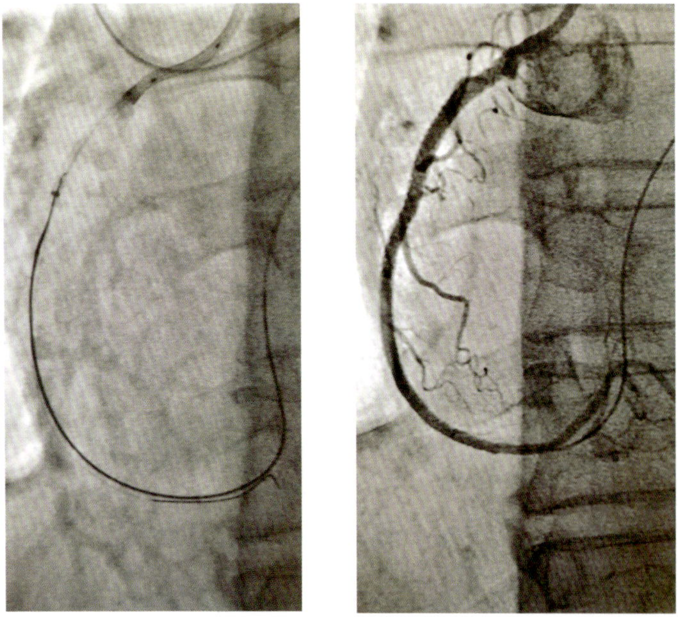

最终达到贯通。无论正向技术的过程使用什么器械，如何进行操作，导丝最终一定要进入闭塞段出口远端血管的真腔，否则就是失败；而逆向技术的过程则可以使正向导丝远端始终在血管假腔，同时逆向导丝远端也始终在血管假腔，只要两个假腔贯通起来就达到成功。

正向技术因其操作方法的相对局限，对术者导丝操控能力的实际要求高于逆向技术。

近年来热议不断的 ADR 技术属于正向技术，技术熟练的术者通常可以仅通过操控导丝而达到 ADR。利用 BP 系统、TLC 系统以及未来可能会出现的一些新设计的器械进行辅助操作，对于导丝重新进入闭塞段出口远端血管真腔在技术上更加可控且更具可重复性，降低了对术者导丝操纵能力的要求。

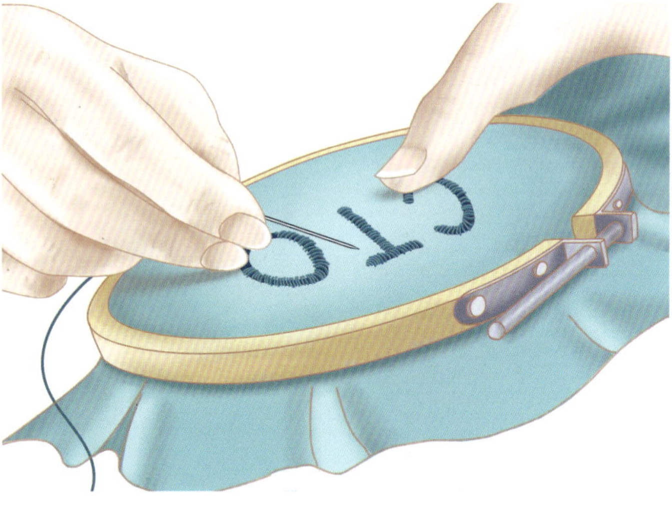

正向技术的实质和精髓

正向技术的实质就是“平行”。其操作过程其实就是一个不断 ADR 的过程，通过不停参照纠错，逐步操控导丝使其接近并最终进入闭塞段出口远端的血管真腔，从而开通 CTO；平行导丝技术操作过程的实质就是参照纠错的过程。

正向技术的精髓在于血肿控制。正向技术失败的原因几乎全部是因为血肿蔓延压迫造成闭塞段出口模糊甚至不可见，导丝无法有的放矢地操控进入闭塞段出口远端的血管真腔从而失败。规范合理地使用平行导丝技术，可以最大限度地控制血肿，保证开通。正向技术操作过程中，不可避免地会出现夹层导致血肿，术者应尽量避免正向暴力造影以免造成血肿扩散蔓延，一旦出现血肿蔓延压迫造成闭塞段出口模糊时，不建议继续反复操作，应及时转换为逆向操作或器械辅助的 ADR。

用 BP、TLC 等系统进行器械辅助的 ADR 与无器械辅助相比，其优势在于血肿的有效控制，TLC 系统与 BP 系统相比，虽然定向穿刺能力稍逊一筹，对导丝操控能力要求略高，但对血肿的控制能力更佳。

我们先看一个 LAD CTO 失败的病例。闭塞段出口远端血管清晰粗大，当第一根导丝明确进入血管内膜下夹层时，该术者没有及时规范采用平行导丝技术，而是反复尝试该导丝进退操作，中途还多次进行毫无意义的正向造影，从而导致血肿顺着不断扩大的内膜下夹层逐渐渗透进展，压迫闭塞段出口远端血管真腔，随着操作进一步进行造成闭塞段出口越发模糊，最终几乎不可见，导致开通失败。这种操作过程是初学者常常会犯的错误，初学者一旦发现导丝进入内膜下夹层，往往会盲目乱转、冒进企图通过 ADR 回到真腔，但这种操作多会造成内膜下夹层假腔增大，血肿逐步蔓延，最终开通失败。

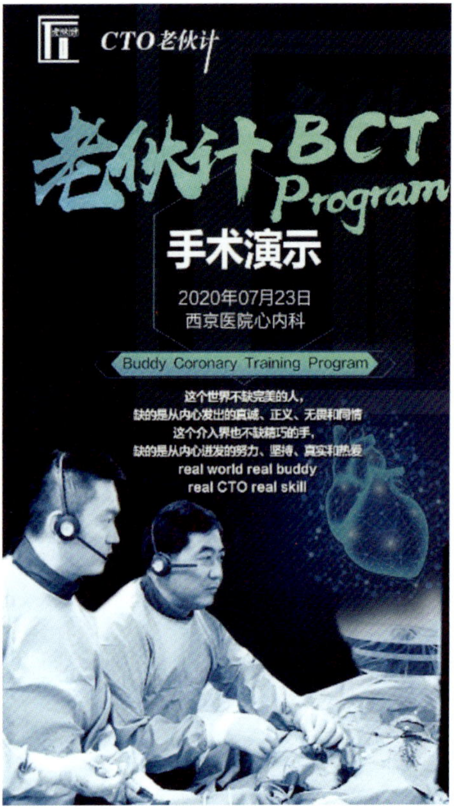

平行导丝技术过程详解

▶ 规范的平行导丝做法是指第一根导丝进入内膜下夹层或导丝头端已经超越闭塞段出口但不能进入真腔时，送入第二根导丝，以第一根导丝作为标记，参照纠错逐步操控第二根导丝进入闭塞段出口远端的真腔，完成 CTO 介入治疗。有时第二根导丝仍然会再次进入内膜下夹层，如果它离真腔更近，我们可以再次以第二根导丝作为标记，继续重复参照纠错。正如前文所述，平行导丝技术操作过程的实质就是参照纠错的过程，通过反复参照纠错，导丝最终进入闭塞段出口远端血管的真腔。

▶ 首先需要使用工作导丝引导不同微导管接近闭塞段入口，之后退出工作导丝，准备专用 CTO 导丝进攻。此操作过程应注意避免工作导丝或微导管头端过度触碰闭塞段入口，以免造成入口破坏，内膜片翻起，影响下一步操作。

▶ 第一根专用 CTO 导丝的选择和操控至关重要，往往会决定术者 3 min 还是 3 h 完成手术，首次导丝选择失误会导致陷入苦战，甚至丧失正向完成机会。

闭塞段入口、闭塞段、闭塞段出口、侧支是构成 CTO 的四个要素。在选择第一根导丝进行 CTO 操作前需要反复逐帧观察多体位、多角度的双侧造影，仔细研究揣摩这四个要素；需要术者整合勾画出闭塞段三维血管形态并投射于二维不同体位后再进行操作。

双侧造影顺序是先推注造影剂至闭塞段出口供血血管，当闭塞段出口血管完全显影且尚未消散时，再推注造影剂至闭塞段入口供血血管。

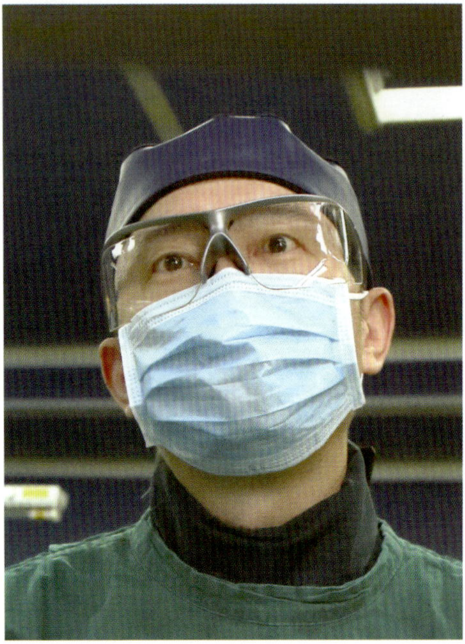

除非事先确定不进行逆向操作，推荐使用双侧 7F 以上指引导管，经股动脉通路与桡动脉通路进行双侧造影以及后续操作。对于大多数 RCA，右桡动脉途径支撑力强于右股动脉。除非冠脉开口有病变或特殊解剖结构需要，不推荐常规使用带侧孔指引导管。某些时候可以利用已经到位的微导管进行超选造影，或许可得到局部一些特殊信息。

当反复逐帧观察多体位、多角度双侧造影仍无法整合勾画不同体位下闭塞段三维血管形态时，推荐有经验的 CTA 技师提供重建后的契合常规造影体位的 CTA 图像（既往失败的择期 CTO 强烈推荐）。某些病例可以结合 IVUS 得到更为确定的入口信息。

当利用多种方法（多角度双侧造影 + CTA+IVUS 等）整合勾画出三维血管形态并投射于二维不同体位中后，我们才可以结合具体病变进行个性化选择首选导丝。

对于入口明确，整合勾画后闭塞段没有较大扭曲，路线清晰的CTO，推荐使用主动控制技术（Active Control）操作，力求实现“我带导丝飞”。代表性导丝为 Gaia 系列。术者需要精准控制导丝头端方向进行左右微小幅度转动，通过导丝头端触觉反馈决定推送力度和距离。

如 Gaia 导丝探试可以进入入口但无法进一步前进时，可以换用硬度更大的 Conquest pro 系列导丝进行突破后，根据血管具体情况交替更换不同导丝操作。

对于入口明确，整合勾画后闭塞段有较大扭曲，路线模糊的 CTO，推荐使用被动控制技术（Passive Control）操作，期盼达到“导丝带我飞”。代表性导丝为 XT 系列，术者需要利用导丝特性在局部原位较大幅度转动导丝，通过观察导丝头端前进趋势（视觉反馈）结合触觉反馈，让导丝适时自动前进。如 XT 导丝探试可以进入入口但无法进一步前进时，可以换用 Pilot 系列导丝尝试进入，如仍然难以突破可以选用 Gaia、Conquest pro 系列导丝进行短程定点突破后，再更换不同导丝操作。

对于入口难以明确的 CTO，越圆润往往提示病变越硬，此时被动控制操作类型导丝由于导丝特性限制很难发现并突破进入真实开口，往往会滑入分支，甚至可能进入肉眼不可见的细小分支从而误导术者，盲目跟进微导管后往往引起心肌血肿、心脏压塞等不良后果。推荐使用主动控制技术进行谨慎探试，细心观察，感受每次不同力量探试时导丝头端的视觉和触觉反馈的差异，不要冒进；当触碰入口真腔时导丝头端往往有明显的“顶住实质反馈感”，与进入内膜下或心肌的“胶着虚空反馈感”有显著差异；耐心反复尝试操作往往可以发现正确的闭塞段入口。

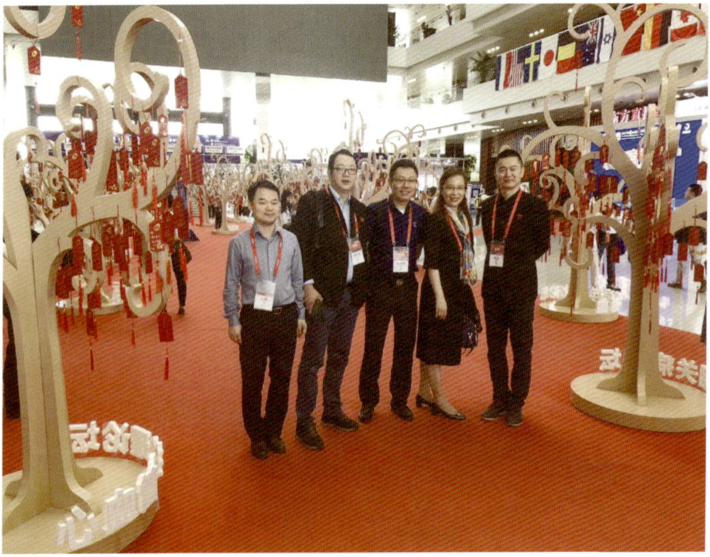

不推荐所有病变重复同一导丝选择顺序；有的病变XTR和8-20导丝都可以通过，有的病变BMW导丝永远无法逾越。导丝操作务必要做到视觉和触觉反馈的协调统一，综合判断，往往需要根据具体实际情况进行轮替更换。

▶ 当导丝进入闭塞段入口在闭塞段中操作行进时，每行进一段距离均需要在触觉反馈基础上依据实际导丝走行和预先整合勾画的血管形态的契合程度进行多体位视觉比对，同时需要关注导丝头端摆动形态，综合判断，及时尽早纠错，做到眼、手、脑的同步。

当发现导丝在闭塞段内走行异常和预先整合勾画的血管形态的契合程度差距过大时，除经验丰富的术者外，不推荐导丝反复盲目探试，这时候往往需要重新选择入口或更换导丝；严禁导丝未确定在血管结构内跟进推送微导管。

不推荐为了追求所谓效率而放弃全程真腔的尝试，即使确认导丝在血管结构内也不推荐立即进行推送微导管、knuckle、Carlino等操作；一旦采取上述操作后往往会对血管结构造成较大破坏，有时会造成无法控制的血肿，从而给后续操作带来无法预计的困难；特别是虽然导丝在血管结构内，但视、触觉反馈提示距离血管真腔偏差较远时，此类操作往往会造成巨大螺旋夹层从而导致开通失败或即使开通但因假腔较长，丢失过多分支血管，造成预后不佳。

▶ 当导丝进入闭塞段出口血管内膜下且偏差较小时，需要多体位观察第一根导丝与闭塞段出口血管真腔的相对空间位置关系，以第一根导丝作为参照物，分析推断出不同体位下二维的偏差位点，规划出第二根导丝的纠错路线，进行针对性的主动控制操作；如果反复观察仍无法找出偏差点和纠错路线，不推荐继续进行操作。

经验丰富术者可以尝试第一根导丝部分回撤至预计偏差点附近调整前行操作，甚至有些术者会完全撤出第一根导丝更换头端塑形或更换不同导丝重新进行操作。此方法虽然较为便捷，但需要术者具有较强的空间想象力和记忆力，不作为常规推荐。

推荐双腔微导管（KDL）辅助下的平行导丝操作，KDL 优点是方便更换导丝。将 KDL 直接穿在第一根导丝上，在预计的偏差点附近操控第二根导丝进行参照纠错，逐步接近闭塞段出口血管真腔，当发现第二根导丝仍然进入闭塞段出口内膜下但偏差较第一根导丝小，更加接近真腔时，可以退出原来的 KDL 穿在更为接近真腔的第二根导丝上，继续进行参照纠错，直至进入血管真腔。双腔微导管近端一般不得进入闭塞段入口内，否则可能造成血肿蔓延，操作失败。

使用单腔微导管也可以进行平行导丝操作，但需要反复微导管退出、工作导丝引导再入，较为烦琐，特别是需要反复平行，逐步接近时，操作不慎会造成前一导丝的移位，从而失去参照的意义。

当导丝进入闭塞段出口内膜下但偏差较大，甚至不同体位观察与血管真腔不在一个二维平面时，多考虑入口选择错误，一般不推荐继续平行导丝操作而是推荐重新选择入口或及时转换逆向操作。

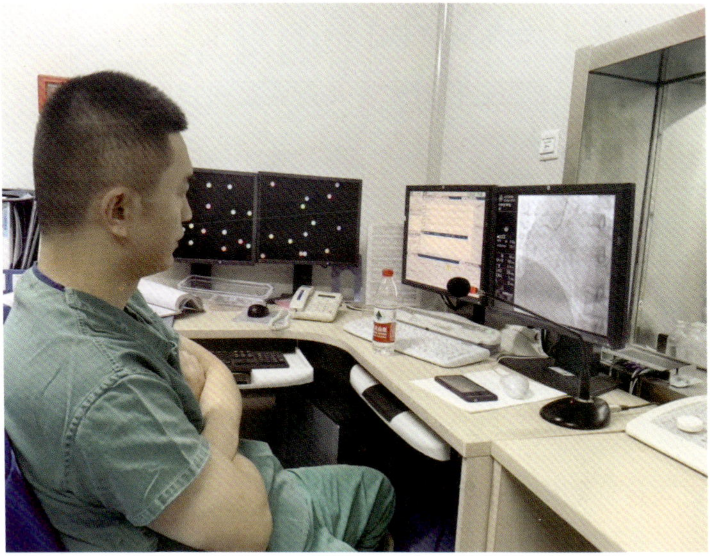

■ 平行导丝技术细节要点

▶ 操作中一旦发现第一根导丝与预先整合勾画的血管形态的契合程度有偏差时，应尽早启用平行导丝技术，特别是偏差较大时；除非特别熟练的术者，反复尝试操作第一根导丝一般会造成内膜下空间扩大，血肿蔓延，从而导致后续启用平行导丝技术时第二根导丝操控难度被人为加大；切记假腔越大，平行成功率越低。

▶ 充分发挥利用第一根导丝的参照纠错作用。第二根导丝的选择需根据使用第一根导丝的视、触觉反馈体验来确定，绝大多数时候应选择主动控制操作类型导丝作为第二根导丝进行针对性的主动控制操作；但如果第一根导丝探试时已经明显感觉闭塞段血管有较大扭曲，则需要选用被动控制操作类型导丝进行平行操作；第一根导丝的偏差位点与血管真腔的相对位置及距离是决定第二根导丝头端塑形的依据。

当使用第一根导丝探试时，如感觉偏离是由于闭塞段血管较硬从而导致导丝不能穿入而进入内膜下夹层时，往往需要选用硬度更大的主动控制操作类型导丝作为第二根导丝，从导致偏离的坚硬点处进行定点定向局部穿刺突破。第二根导丝的扎入突破感觉需要和第一根导丝有明显差异，且头端方向有明显区别，否则可能又再次进入第一根导丝的歧途。定点突破成功后，根据具体情况可以降低硬度甚至选用不同类型导丝继续平行操作。

当第一根导丝与闭塞段出口血管真腔偏差较小且大部分导丝段偏离在血管某一侧时，往往采用预塑形的 Gaia 系列导丝进行针对性的主动控制操作，选择在第一根导丝最接近血管真腔的合适二维体位，左右小幅度快速旋转，针对性穿刺突破。

当第一根导丝虽然大部分导丝段偏离在血管某一侧，但与闭塞段出口血管真腔偏差较大时，预塑形导丝头端往往偏小不能穿刺成功，需要重新进行二次塑形，有时甚至需要较大的头端特殊塑形才能平行成功。

当第一根导丝偏离在血管两侧形成环绕时，往往提示已形成螺旋夹层，此时平行操作难度较大，实际操作中应尽量在形成此种情况之前进行平行操作。一旦形成螺旋夹层，不推荐使用被动控制操作类型导丝，此类导丝操作往往会导致螺旋夹层的进一步增大。推荐使用主动控制操作类型导丝作为第二根导丝进行平行操作，头端往往需要较大塑形，尝试贯穿螺旋夹层到达远端真腔；反复尝试贯穿螺旋夹层失败时，需要根据具体情况在环绕位置远端或者近端做多次尝试性短程贯穿穿刺后，再换用被动控制操作类型导丝进行被动控制技术操作，有时导丝会顺着我们短程穿刺扎出的缝隙滑入血管真腔。

▶ KDL 支持下第一根导丝进行 knuckle/Mini knuckle 后，第二根导丝突破的方法是一种特殊的平行导丝技术。

当第一根导丝遭遇行进困难，路径无法明确时，可尝试适度力量和距离的 knuckle 找到血管大致方向，再使用 KDL 上的第二根主动控制操作类型导丝耐心探试，找到“顶住实质反馈感”的突破点以后往往可以穿刺突破成功。

当第一根导丝遭遇坚硬斑块无法突破时，可以尝试 Mini knuckle 操作，以期起到震荡坚硬斑块的“松土”作用，其手法是局部小幅度重复冲击。冲击后再使用 KDL 上的第二根主动控制操作类型导丝穿刺通过，有时病变比较扭曲钙化，第二根主动控制操作类型导丝穿刺后前进困难，可再换用被动控制操作类型导丝进行操作，如上所述，导丝更替操作可以根据血管具体情况反复进行。

▶ 在更换及操作其他器械时，需要保证第一根导丝的初始位置，否则会失去其参照纠错作用；强烈推荐球囊在指引导管内锚定的方法更换器械，以确保不改变第一根导丝的初始位置。

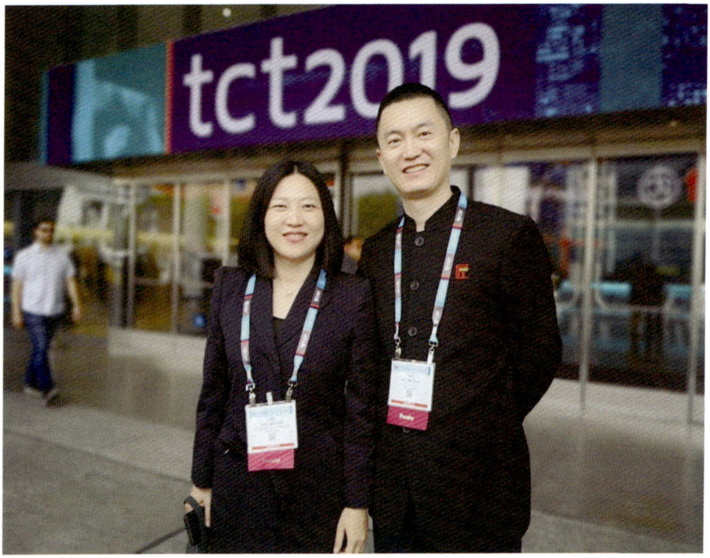

▶ 当第一根导丝进入假腔后，不推荐首选 IVUS 指导的平行导丝技术，可能会造成假腔进一步扩大，血肿蔓延，特别是当第一根导丝偏差较远时。当反复尝试失败后，术者可尝试 IVUS 实时指导下的平行导丝技术，利用 IVUS 根据血管内部实际情况指导选择第二根导丝的平行位置，并可有的放矢地实时验证第二根导丝进入位置是否正确，避免一开始就误入歧途。经验丰富术者可结合实时 IVUS 和透视影像形成三维概念并投射到二维体位进行平行导丝操作。

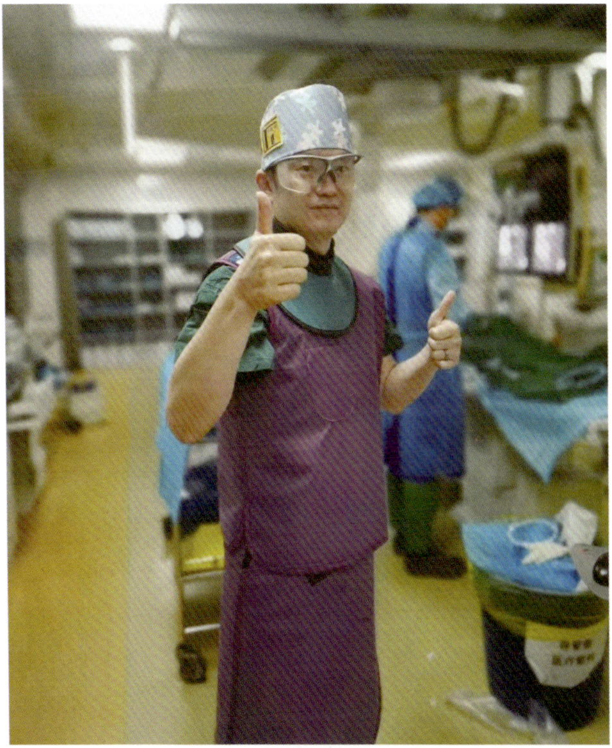

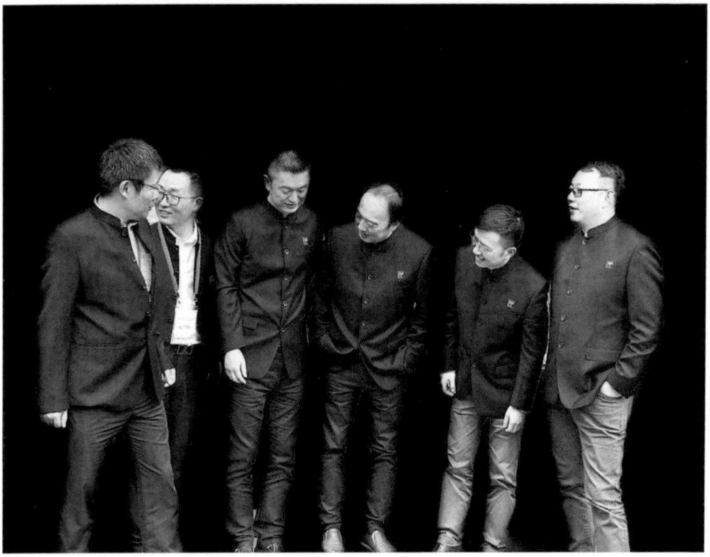

关于 CTO PCI 技术

- 正向技术（包括各种 ADR、STAR、LAST）的核心是控制血肿，只要血肿一大，不管是路人还是大神都做不成。逆向技术（CART/RCART、Mini CART、Knuckle）的核心是通过侧支，只要侧支一过，不管是菜鸟还是专家都搞得定。
- 其实这和 surfing 一样，我说我是“蒙”只是谦虚而已，所以我每次“蒙”进去之后都会冷冷地对助手说：“这就是手感。”实际上我只是想把自己固定在“神坛”上。CTO PCI 技术其实并不神秘莫测，更非高不可攀，没有大师，成熟的术者完全可以训练出来，无非就是四个字：无他，苦练。思路清晰、套路熟练、精细操作加上一点点天赋就是高手；我天赋比较差，但我比较刻苦。
- CTO PCI 技术的实质就是张力的控制。控制不好的话，积聚的张力会使导丝像箭一样射出去，要像足疗技师捏脚一样让人既舒服又不疼。

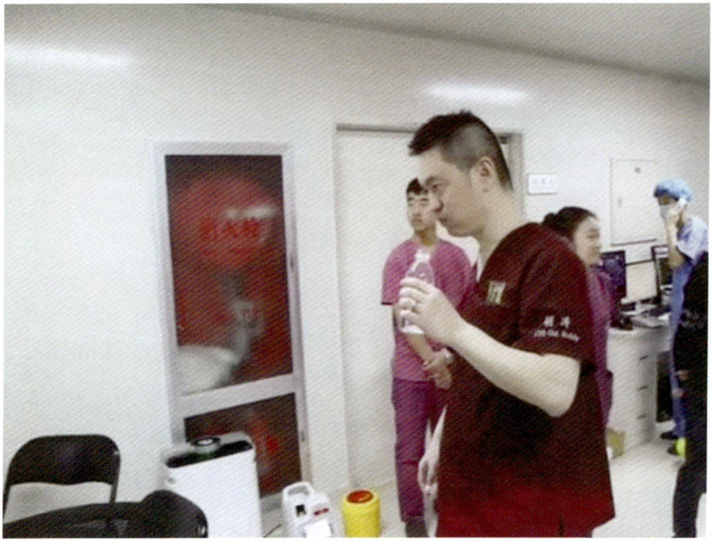

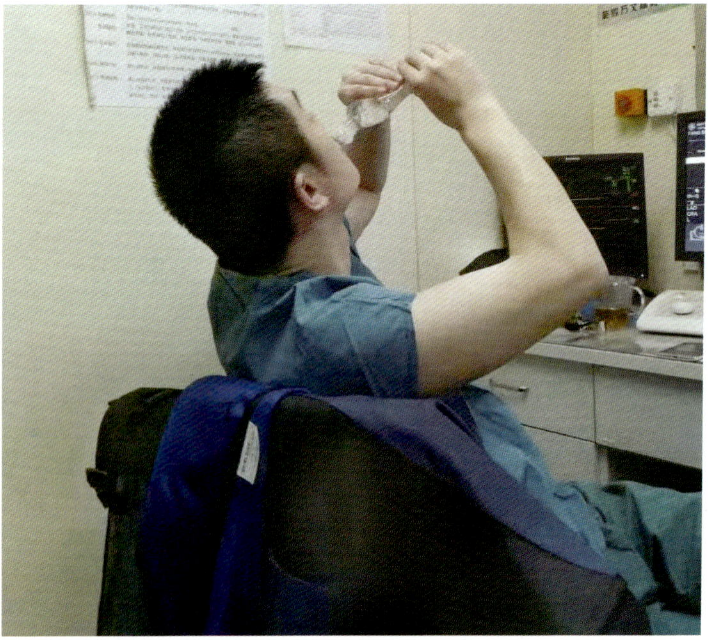

- CTO PCI 是一项特殊的技术，不可能也不需要所有人都掌握；正如烹饪河豚是需要证书的，一般主妇会做西红柿炒鸡蛋就可以了。
- 没有简单的 CTO，只有失败的 CTO。每一个 CTO PCI 术者都可以说出一个感动中国的故事。
- 通过这几次手术我越来越感觉到，入口一旦错误，平行难度很大，导丝会绕着血管螺旋前进；所以一旦发现平行困难应该果断后移，不要恋战；如有好的逆向立刻启动，不要犹豫。

  不要过多地相信自己的手感，你的手和别人的手差不多。之前一次 CTO 做得那么狼狈，原因就是入口一出去就错了，进入了上次的夹层泥潭，但是导丝远端看着比较靠近，我又过于自信直接战场前移，造成极大麻烦；其实换个体位来看远端并不太接近。正确的做法应该是战场后移，重新找扎入点。切记，如果多体位导丝不是特别接近真腔，不要轻易前移。

  我不怕 CTO 开通失败，我害怕的是不知道自己为什么没开通。
- CTO PCI 本来就是一项艰苦的工作，我一定会用我能用到的最佳器械。

  不管她爱不爱我，我先做到全心全意地爱她，只有这样我才有机会，只有这样我才不会后悔。

- 我曾经说过左主干分叉你怎么做都对， Crush 也行，Culotte 也行，DK 也行， IVUS 也行，IABP 也行，甚至不对吻都有人能找到理由；但是 CTO 你怎么做都不对，除非你能开通。
- 实话实说，逆向比正向好做，只要侧支通道好。

  正向导丝对操纵能力的要求比逆向技术高，特别是手工 ADR。两头进攻自然比一头进攻方法多。
- 毋庸讳言，逆向过通道有一定的运气成分，通过以后基本能成功，所以手艺比较粗糙的术者偏好做逆向；正向平行导丝进攻对技巧要求高于逆向，有时“蒙”不过去。
- 血管一般不会反解剖、反物理、反人类生长，就像足球比赛中罚点球，你踢不进去首先要考虑自身的问题，而不能直接认定球有问题。

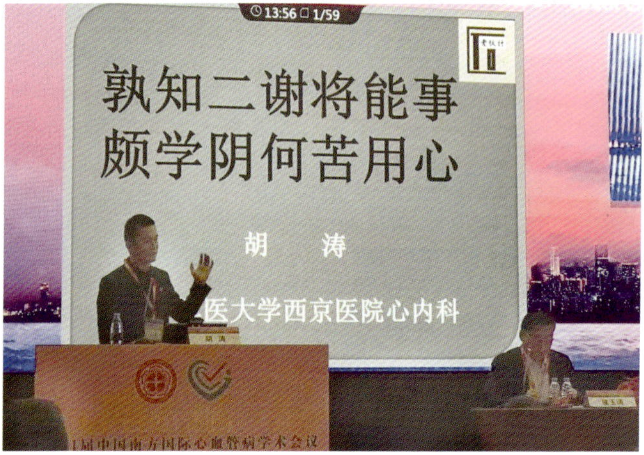

关于逆向

- 用三句诗词来诠释逆向技术的三个阶段：

  路漫漫其修远兮，吾将上下而求索（侧支通过）。

  金风玉露一相逢，便胜却人间无数（正逆向贯通）。

  春风得意马蹄疾，一日看尽长安花（体外化）。

- 我查了一下逆向技术，书上、网上有十几种方法，我个人总结了一下，其实只有三种。
  - RWC 技术：逆向导丝通过技术即逆向导丝通过闭塞段到达正向 GC。
  - 对吻导丝技术：即利用逆（正）向导丝作为路标。
  - CART 技术：有了 CART 技术，只要有好的微通道，逆向开通 CTO 成功率几乎可以达到 100%，逆向球囊扩张正向导丝通过叫作 CART，正向球囊扩张逆向导丝通过叫作 RCART。

  需要明确一个概念：逆向技术不一定必须是逆向导丝直接通过病变（RWC），很多时候我们是用逆（正）向导丝作为路标进行对吻操作，如果不能成功我会选择 CART/RCART 技术。

我做过一个 PPT，题目是“左右互搏、前后夹击”。想通弄懂这八个字就会做逆向了，引用时请注明原创胡涛教授。

- 实现左右互搏，前后夹击的前提是导丝和 MC 需要通过间隔支或者心外膜通道，这是逆向技术最费时间也是最难的地方。
- 张斌教授说他的 RCART 比例在 70% 以上。我目前做了 70 例逆向，但只是早期做了两例经典的 RCART，我的理念是尽可能地把支架放在血管真腔，尽可能地保留分支。

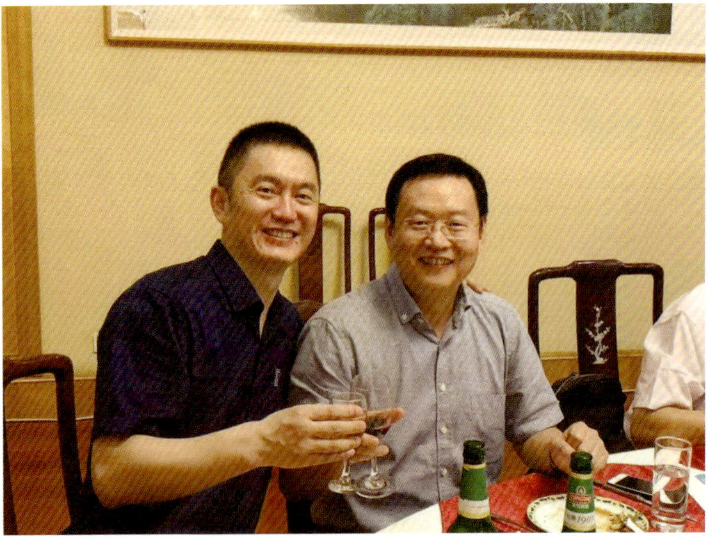

- 正向导丝远端进入假腔，逆向导丝远端也进入假腔，没关系，我们需要做的只是把两个假腔连通在一起。所以说，逆向技术对导丝操纵要求比正向技术低。

  正向技术的导丝必须远端进入真腔，而逆向技术不需要，你需要做的就是让两个假腔连通在一起，正所谓“金风玉露一相逢，便胜却人间无数”。

  两个假腔离得越近，RCART 选用的球囊越小，甚至可以用 Finecross 做 Mini CART。

- 不管什么方法最终还是得“豁豁开”（HHK），正逆向导丝在两个腔永远也不会有美好的事情发生，必须把两个腔连通为一个腔。

- 导丝进入正向 GC 导管后，如采用导管内锚定导丝技术仍然无法使逆向 MC 进入正向 GC 时，可以采用逆向导丝穿正向 MC 技术，将逆向导丝穿过正向 GC 内的正向 MC，再以逆向导丝为轨道，推送正向 MC 到达闭塞支远端。

  我曾经做过一例手术，逆向 MC 张力太大在正向 GC 导管内停不住，那时葛雷教授还没教我在正向 GC 内用球囊锚定逆向 MC，所以逆向 MC 进进出出无数次，几乎崩溃，最后采用逆向导丝穿正向 MC，推送正向 MC 通过。但是即使逆向 MC 反复松解，单纯依靠逆向导丝支持推送正向 MC 还是非常费劲；所以我认为如果选择同侧逆向通道，逆向 MC 推送困难时，标准做法还是乒乓 GC。

■ 针对 RCART

两个人越相爱，越能成功；都在各自的轨道里，永远不能交集，所以无论付出多大的努力，必须找到两个人最接近的共同点，越接近、所付出的努力越少。说来说去还是三个字：“豁豁开”（HHK）。

■ 做到这一步（圈套器套住硬导丝）时，一定要注意并意识到导丝可能会打折，可能会解不开也拉不出来；一定要多个心眼，头脑要清楚。

■ 正向技术相当于男方单方面追求女方，还不知道女方什么意思，家里同不同意，难度自然大；逆向技术一旦导丝、MC 通过侧支到达闭塞段远端，相当于男女双方都已经心照不宣，既可以文质彬彬地“RWC”，也可以半推半就地“kissing wire”，或者直接“Knuckle”“RCART”搞定。有时候也可能需要介绍人、朋友的帮忙（圈套器、Guidezilla）。

■ 正逆向导丝无限接近时，“豁豁开”的效率最高，离得太远要想“豁豁开”，有时得“豁”的很长，或许预后差一些。

有的时候正逆向导丝在两个腔离得过远，非常难“豁豁开”，最后不得不用大球囊。

■ 针对逆向导丝进入正向 GC 导管锚定后，如何推送逆向 MC。

我是这样做的：适当上提悬空正向 GC（绝大多数都是 RCA）；松开逆向 GC 的 Y 阀；右手拉拽锚定在正向 GC 的导丝尾部，左手推送 MC 同时助手轻微提拉正向 GC。

物理学上从正向拉拽导丝然后 MC 跟进，仅仅靠的是导丝和 MC 之间的摩擦力，似乎不太可能；我认为实质还是绷直导丝推送 MC 的相对运动。

- 逆向技术简单来说三个字："豁豁开"（HHK）。另外，几乎所有逆向都可以用 AGT（主动迎客技术），既方便又高效。

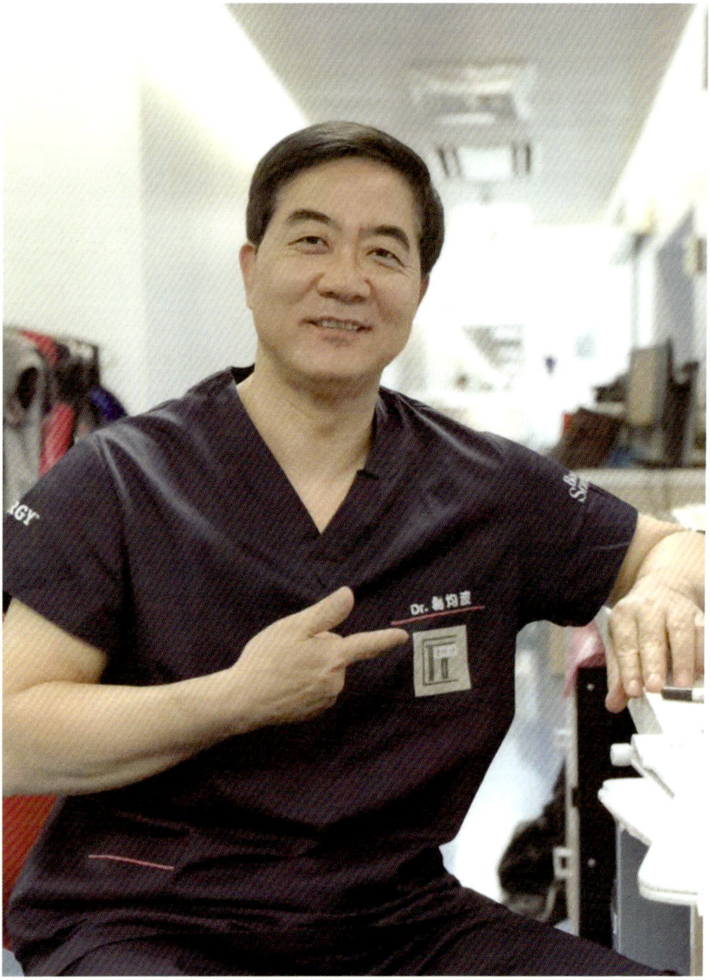

主动迎客技术（Active Greeting Technique，AGT）

“花径不曾缘客扫，蓬门今始为君开。”杜甫的这首七言律诗《客至》中的这两句恰如其分地诠释了中国慢性完全闭塞性病变（CTO）介入治疗的领军人物葛均波院士国际首创的主动迎客技术（Active Greeting Technique，AGT）。2018年，中国术者又一次在世界CTO介入技术舞台上发出了自己的声音，目前这项新技术已写入中国CTO病变介入治疗的专家共识文件《中国冠状动脉慢性完全闭塞病变介入治疗推荐路径》，相关的临床研究资料已经被 *Science Bulletin* 发表。

什么是主动迎客技术（AGT）呢？还是要从它所针对的CTO病变说起。CTO病变通常是指无正向血流且闭塞时间≥3个月的冠状动脉阻塞性病变。既往研究发现高达20%的冠心病患者同时合并至少一处CTO病变，因其介入治疗手术成功率低、并发症发生率高，被称为冠状动脉介入领域尚未被征服的“最后的堡垒”。对于该病变，早期的手术成功率为50%~70%，随着现代器械及技术的进步，这其中就包括葛均波院士世界首创的逆向技术，全球很多心脏中心CTO介入治疗手术的成功率已经超过80%，部分中心的成熟术者可达到90%以上。

虽然逆向技术大大提高了冠状动脉慢性完全闭塞性病变（CTO）介入治疗的成功率，但在某些病例中逆向导丝体外化仍然耗时并具有挑战性。很多时候一些复杂病例由于闭塞近端血管条件差，正常段血管短，指引导管放置困难、不能同轴，侧支通道血管过于迂曲等原因，逆向导丝及逆向微导管很难稳定到达对侧正向指引导管内，往往术者需要耗费大量时间采用多种特殊方法反复尝试，不但患者和术者本人都承受了过多射线的照射，而且手术并发症发生概率增加，甚至导致手术失败，功亏一篑。

随着器械及技术的进步，各个子母导管系统在冠状动脉介入治疗中得以广泛应用。葛院士敏锐地意识到，与其费力操纵逆向导丝及逆向微导管使其稳定到达对侧正向指引导管，或者在宽大的主动脉内捕捉晃动的逆向导丝，不如在相对狭小的冠脉内送入一根子母导管去迎接逆向导丝及逆向微导管。主动迎客技术便由此诞生了。为了通俗解释这项复杂的技术，葛院士打了个浅显易懂的比方，他说："我们请远方客人到家里来做客，客人不认识路，你告诉他下了高速往前走200米再右转，右转看到红绿灯再左转，客人走着走着就迷糊了。你不如干脆到门口或高速公路出口的地方把客人领回来。既然你诚心诚意邀请人家到家里来玩，就干脆到外面去迎接人家，不要打电话告诉人家这样走那样走。”同样，在逆向导丝通过闭塞段之后，我们不如派一根子母导管前去接应逆向而来的导丝，避免逆向导丝“迷路”。

该技术自公布以来，经过广大心血管介入医师的实践，可大大提高逆向导丝体外化的效率，据中国冠状动脉慢性闭塞性病变介入治疗俱乐部数据库不完全统计（2015 年 7 月至 2018 年 1 月），共有 112 处 CTO 病变介入治疗采用该项技术顺利完成逆向导丝的体外化，所有手术均获得了成功，且大大缩短了手术时间，减少了射线曝光量。实践证明，AGT 技术便捷实用，造福了广大的 CTO 患者。

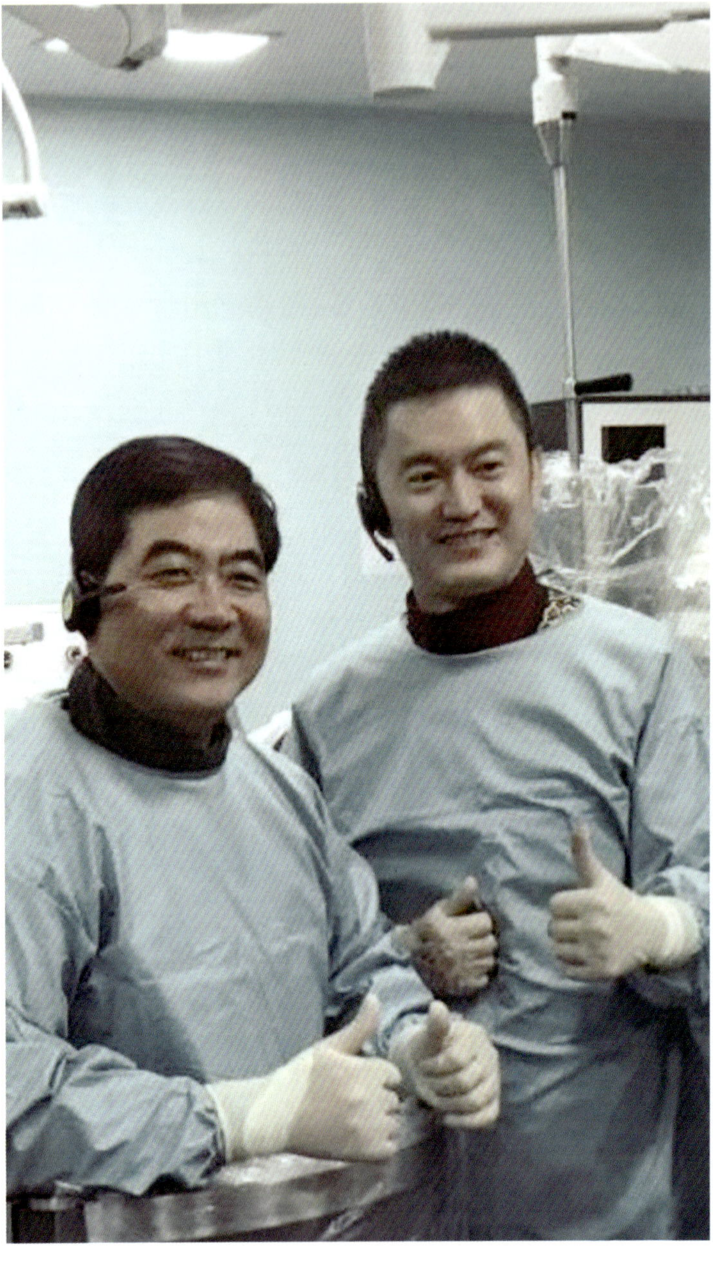

关于操控技巧

- CTO 段越靠近端、越直接、越好操纵；越靠远端、越立体、越难操纵；基本原则是直的主动（操纵），弯的被动（操纵）。
- 被动操纵：导丝带我飞。

  主动操纵：我带导丝飞。

  被动操纵需要根据双侧造影推测 CTO 闭塞段形态，导丝做相应头端塑形，在操作时根据头端摆动形态和推测的闭塞段形态的契合程度随时调整转动的频度和幅度，并适时辅以推进和后退，以转动为主、进退为辅；而搅和是不做双侧造影，心中没有闭塞段形态，头端塑形盲目，转动频度幅度随机，以推进为主，二者有本质区别。
- 你要先用 XT 系列导丝也行，切记不要过分搅和，以免引起麻烦；以局部转动试探为主，让导丝自己前进，不要冒进。
- 我个人认为导丝头端需要做一个 3D 塑形。入口需要主动操纵，当导丝准确进入瘤体内后，需要被动操纵，不要推送；一旦导丝头端进入出口，抓住机会左右小幅度旋转，同时伺机推送通过。

选择 XTA 的原因是导丝需要一定的硬度，太软不行，因为导丝是从一个大的空腔滑入一个小的出口，类似于穿针。

小时候我家里很穷，袜子破了舍不得扔，得自己补，穿针有时会穿不进去，我会用舌头把线舔一下，为什么？因为舔了以后线就变硬了，就会更加容易穿入针孔。

- 不管正向、逆向抑或器械辅助的 ADR 技术，成功的前提是术者要有一流的导丝操控能力。
- 一切皆有可能，只要力气够大。

我一直给团队医生举这样一个例子：世界大力士比赛，中国人连前 10 位都进不了，但是举重比赛中国有好多世界冠军，为什么？因为举重比赛需要更多的是技巧而不仅仅是蛮力，通俗地说就是会用劲、用巧劲。导丝张力的控制是 PCI 的基础，需要的是叶问的咏春拳而不是泰森的上勾拳，他们还需要学习。

- 这个病例不能用 Gaia 3，需要 XTR 导丝小心地被动操纵。

类似于第一次见到黔之驴，因为不了解其习性，不能轻举妄动，可以有意无意触碰，同时高度警惕观察驴的反应，发现驴未回击，立刻确认造影，抓住稍纵即逝的机会大胆进入，不管是间隔支还是前降支；反之需要根据驴回击的激烈反应确定下一步的方案和策略，不能硬来，避免造成不可挽回的结果。一定要确认，宁可做不成，不能做坏了，更不要被驴踢了。

■ 你没觉得操作时导丝和 MC 离得太远？XTR 导丝必须要 Corsair 微导管跟进才能发挥作用，这样属于“瞎搅和”。类似于我用一根筷子在剔牙，很难准确找到是哪个牙缝塞了食物；但是用牙签就会精准很多。

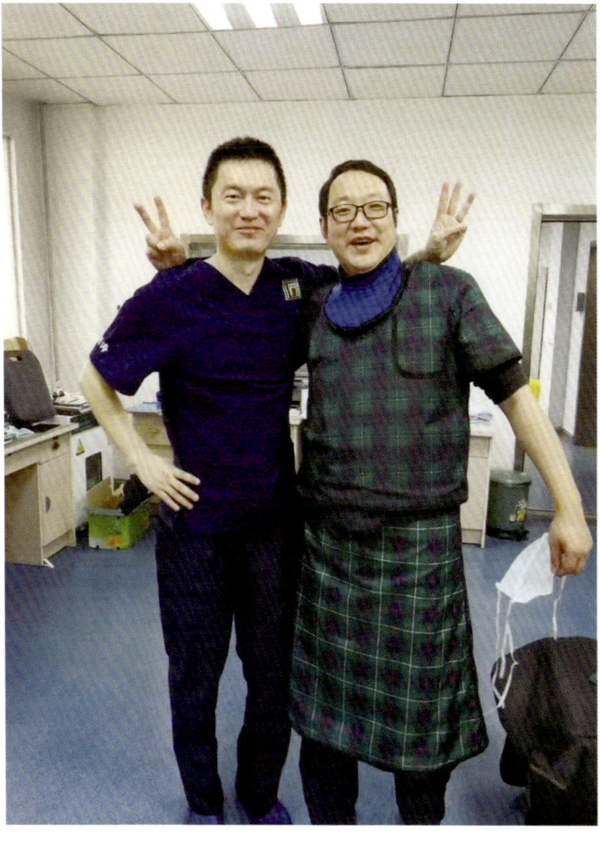

■ 我喜欢这种精准操控的感觉，就如同和长岭一起喝啤酒，吃烧烤、小龙虾一样畅爽。

■ 针对 Gaia 导丝的使用

螺丝即使找准了方向，进入木板时还是得有旋转的动作，只是不要暴力乱转，否则会滑丝卡不上；但是一点也不转直接推的话，如果木板比较硬，螺丝尽管对准了方向有时也会滑开。我开始的 Gaia 导丝操作连续失败就是螺丝直接推滑开了。

■ CTO 段的钙化会造成导丝的被动偏移，所幸第一个 Gaia 没有造成螺旋夹层而是贴得很近，这也是第二个能够平行的基础。

正向技术其实就是两个字：平行。

平行的扎入点选择和扎入动作是体现一个术者功力的关键。

为什么说正向比逆向难？因为对正向平行技术的导丝操控能力要求远比对逆向 RCART 导丝操控能力要高得多。

RCART 后逆向导丝通过大多数是被动操纵的，通俗地说就是：试探。

■ 远端血管粗细状态决定了平行的难易程度，如果是粗大的闭塞远端，可以动粗做改良 LAST。

我印象较深的一例 RCA CTO 做得艰苦的主要原因

是远端太细几乎不可见，始终没有给我平行的好机会，最后还是重型 XT（Pilot 200）导丝在良好手感和控制能力下进入远端真腔。

被动操纵时要注意导丝头端的良好塑形，在看似乱转的同时要密切观察导丝头端的形态变化和血管预测走行的贴合关系，在脑海里形成三维图像，做到眼、手、脑同步操纵。

被动操纵的速度、频度、幅度，转的过程中的试探，深入力量的深浅，都需要长时间的练习和琢磨；这是二者最大的区别。

- 不是让你直接 knuckle，是 Mini knuckle 局部震荡松解斑块；同时见机行事，如袢环合适直接 super knuckle，或可入真腔。
- 针对拉出支架外的保护导丝。

双手动作要协调，轻柔逐渐加力，拉一拉、松一松、看一看，不用急一定能出来；甚至我听说过外院有开始拉不出来，放几个小时再拉，轻松出来的。

肉（血管）是灵活的、有弹性、有温度的；铁（支架）是僵硬的、刻板的、冷冰冰的。

肉和肉之间的保护导丝是能拉出来的，铁和肉之间的保护导丝也是能拉出来的；铁和铁之间的保护导丝有可能是拉出不来的。

我们需要的是叶问的咏春拳而不是泰森的上勾拳。

- Corsair 导管转 10 圈左右停下来的目的是让力的扭矩消失，通俗地说是让劲卸掉，类似胸部停球。
- 我对用 BMW 的人都很敬佩，可能是因为我手笨，我得用操纵性好的导丝，而且必须还得用 Torque（旋转器）；周杰伦能用双节棍，我只会用一根直棍。
- 理论上任何导丝都可以做 knuckle，区别在于过硬的导丝、过大的手劲、浮躁的心态有可能拉不回来。

  XT/XTA/XTR 导丝做 knuckle 几乎没有区别，即使特别敏感的绝顶高手也很难感受到差别。

  Knuckle 导丝无法保证一定在斑块内，knuckle 技术的要点是控制袢环大小和导丝的长度。
- 不要在该拐弯的地方做贯通的工作，比如 RCART、ADR、RDR 等；因为不能在拐弯的地方超车，一是难度大，二是易出事。
- 通过近期几例 RCA 开口处 CTO 的操作过程，我摸索了一个小技巧，供大家参考：如果第一根导丝和闭塞段远端真腔距离较近，直接 KDL 平行；如果距离较远，感觉不在一个平面时，第二根导丝塑形需要做一个 3D，即正常、双圆、润弯基础上在不同平面加一个弯，弯度大小以近端血管直径略小为佳，有时可能需要不断调整弯度。如果还不能进入，一般不要再盲目尝试，及早转为逆向。

关于支架脱载

支架脱载大部分是发生在支架无法推进急于回撤的时候，如果术者控制不好，回撤的支架远端就会被不同轴的GC导管撞击导致脱落；张宇晨教授起了个名字：屁股开花。

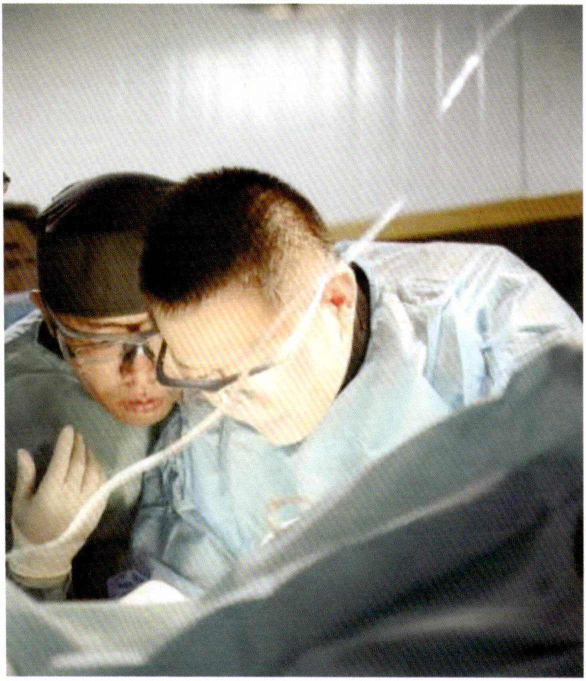

关于高手

- PCI很简单也很复杂，无论是普通A型病变还是钙化CTO；每一步操作都得有目的、有预案，通俗地说就是术者得知道为什么这样做，可能会造成什么后果，如果出现问题怎么处理应对，哪怕是试验性的操作，这样的术者才是高手。
- 手术中要密切关注血压，特别是波形，眼观六路、耳听八方。
- 不要过分相信大师的手感，绝大多数人的手感区别不大。
- 大师和我们的区别是对全局的设计和掌控，更厉害的大师是随机应变、顺势而为；这些是可以通过长期学习实践而提高的。
- 很多时候，术者头脑一定要清楚，要清楚地知道该做什么、不该做什么，这个患者应该做什么，那个患者不应该做什么，有的时候除了纯学术因素，还要考虑别的很多因素，这才是独立术者必备的素质。
- 看一个人如何用GC导管就知道他会不会做PCI；看一个人如何用导丝就知道他会不会做CTO。

- 我的手实事求是地说比较笨，刚开始学桡动脉穿刺时，连续9个全部失败，被带教的老师赶回去，说我没有天赋。难受了一夜，第二天我仍然厚着脸皮去了，继续抢着穿刺，不让我穿我就摸；我穿不上的别人穿上了，我一定要知道原因：角度、深浅、位置？

  坚持了3个月后科内开会，我开始讲桡动脉穿刺技巧。

  所以我从来不相信谁的手要精巧多少，但是我相信谁的头脑会更清晰。

- 1990年足球世界杯意大利队有个替补前锋叫斯基拉奇，名不见经传，身材瘦小、脚法朴实，依靠抢点捡漏这名替补队员居然拿到了金靴奖。大家都觉得他运气好，采访时他自己也说蒙的、上帝赐予的，实际上每次常规训练结束，他都会加练一小时射门，四个人同时从边路起球，而他像一只猎犬一样练习抢点。

  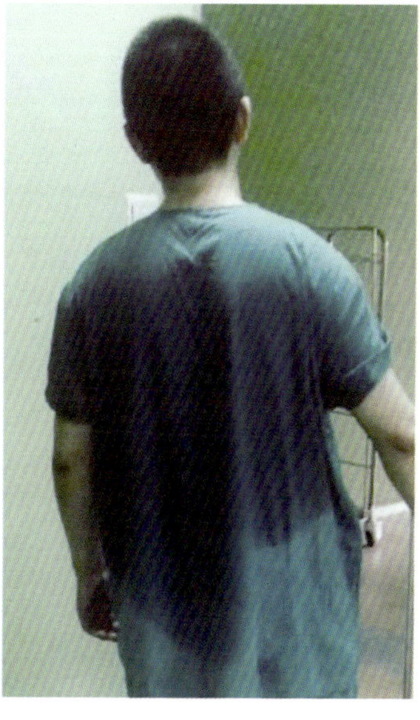

  所以说CTO PCI是对一个术者综合实力的最高要求。

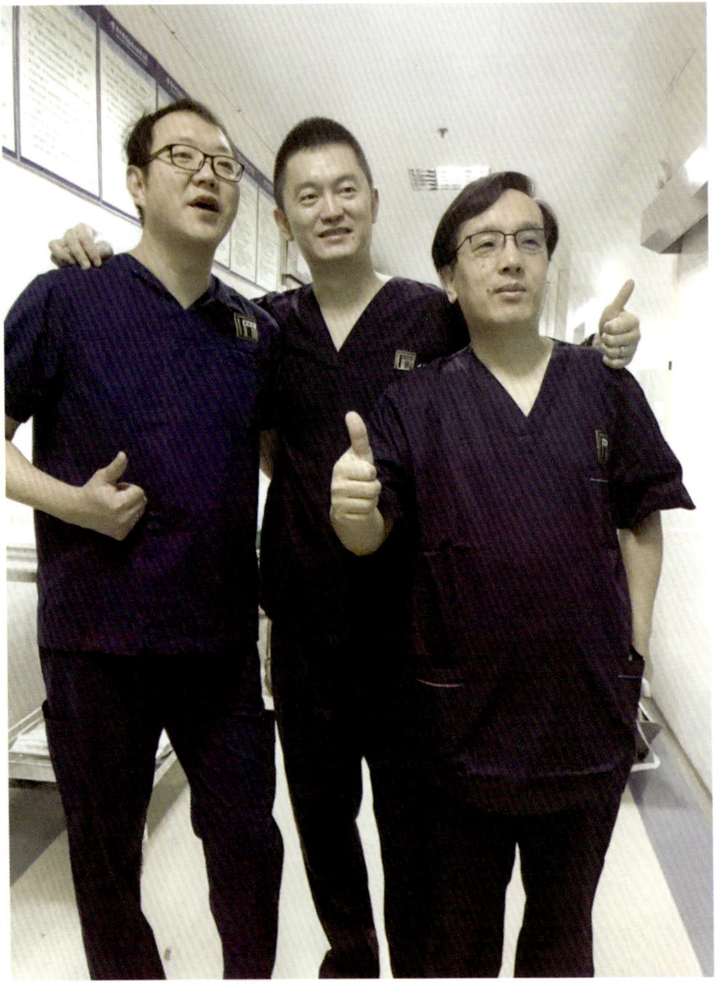

关于 Gaia 的问答

问：请问胡教授，逆向用 Gaia 3 走这么长的距离，风险会不会比较大?

答：中途进过分支，从头端摆动形态和触觉反馈分析确定至少在血管结构内。

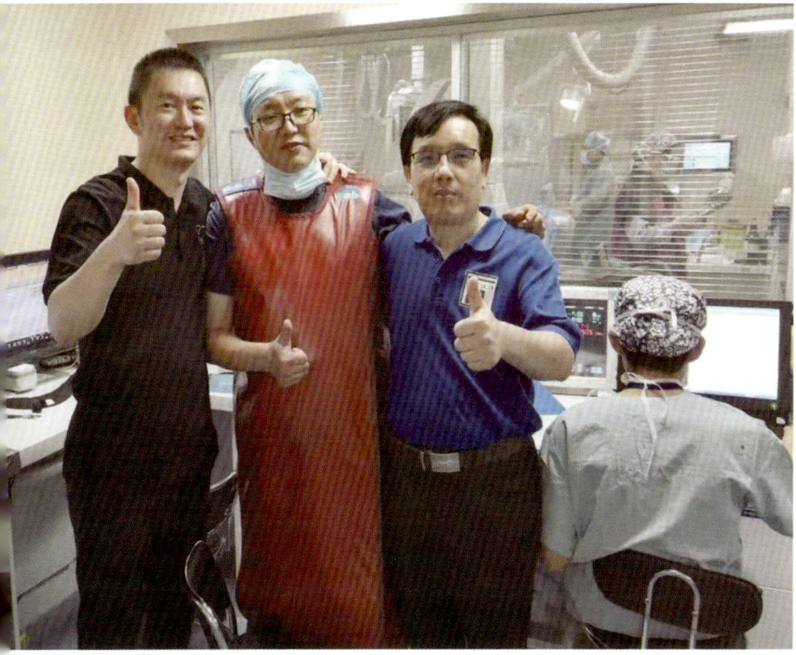

问：Gaia 3 在斑块内和内膜下，分别有什么感觉？

答：往往进一点就会拉回来重新再进，体会每次的细微区别，如果每次感觉差不多就在血管结构内；如果是天壤之别，那导丝就出去了。

而且可能不仅仅是触觉反馈，更重要的是结合头端摆动的形态，所谓眼、脑、手三位一体的感觉。

我爱 CTO · 劳动节快乐

伙计不畏闭塞难，扭曲钙化只等闲。

正向逆袭妙变换，Knuckle RCART 技尽显。

院士表率赴一线，汗透胛骨何足言。

笑对辐射从无怨，唯愿百姓体康健。

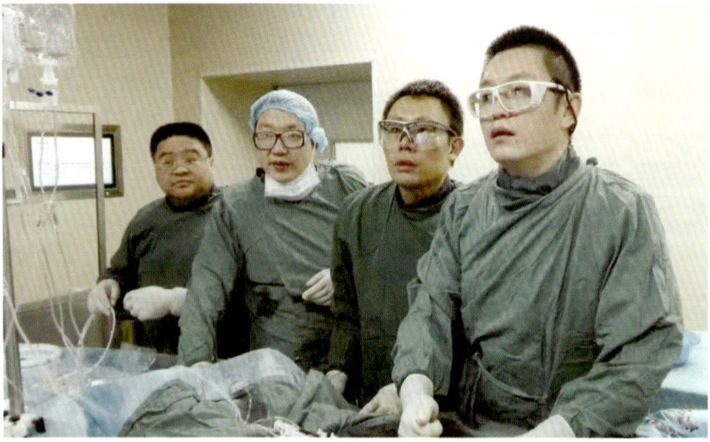

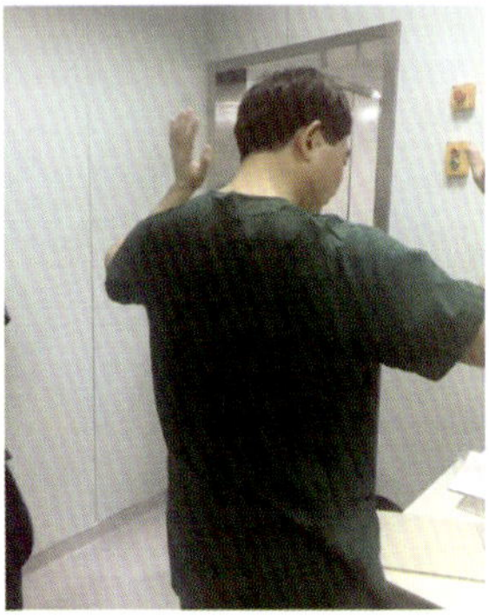

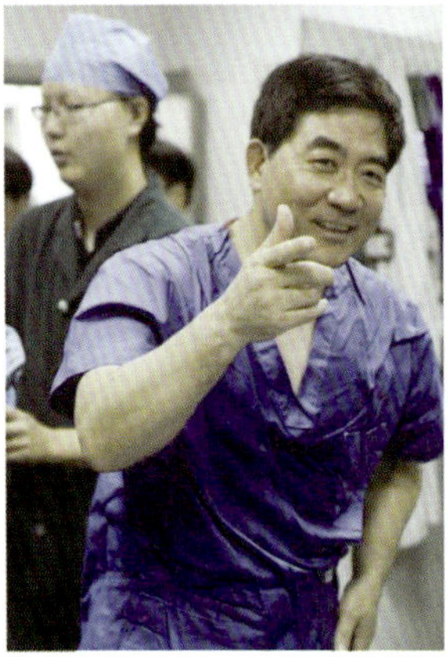

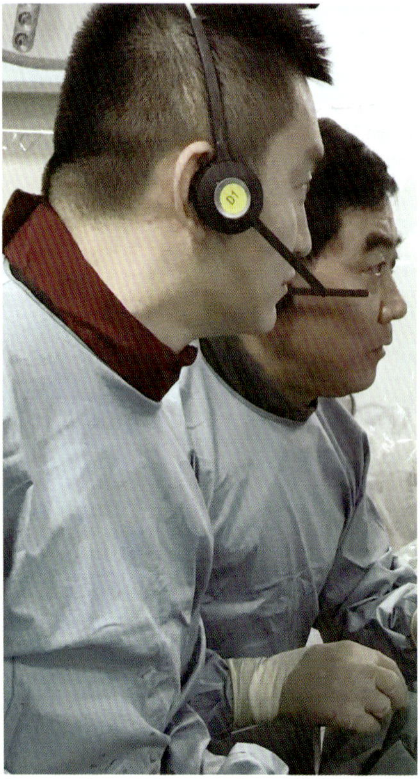
D1

关于 ADR（正向内膜下重入真腔）

■ ADR 是最后一步，全程真腔肯定是王道。

小时候家里穷，妈妈经常给我做一道菜叫赛螃蟹，实际上就是醋炒鸡蛋，很长一段时间我一直以为螃蟹就是那个味道；长大了赚了钱，吃到了螃蟹，才知道真螃蟹肯定比赛螃蟹好吃。

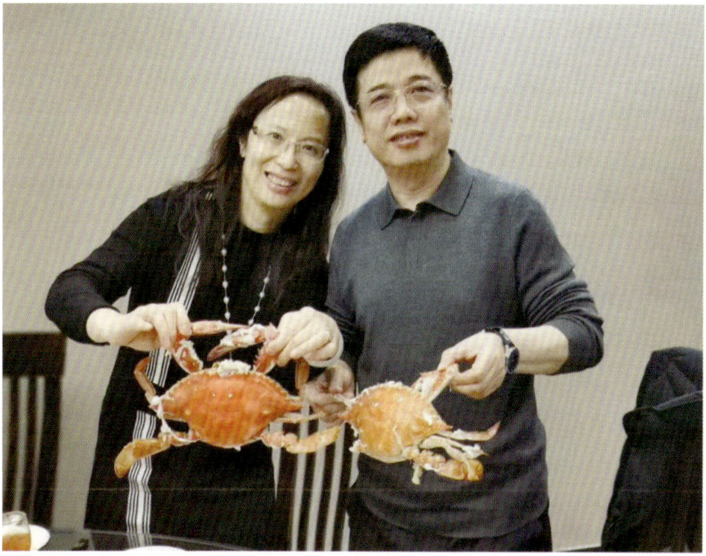

- ADR 是世界最先进的 CTO 治疗策略？已经攻克了冠心病难题（CTO）？

  再说一遍赛螃蟹的故事：赛螃蟹的实质是醋炒鸡蛋，高明的厨师可以烹饪出近似螃蟹的味道，但是有条件的一定会吃螃蟹。

  无论如何，赛螃蟹永远不是螃蟹；如果只能做赛螃蟹请尽量用土鸡蛋做。

- 我曾经说过主席台主持四宝：IVUS、IABP、RCART、Knuckle，现在俨然已经变成五宝，不说几句 ADR 都不敢坐在台上。

  其实我们以前在实际工作中经常做 ADR，只是外国人琢磨出了一个器械，想标准化而已，不冲突更不对立；类似于我们中国师傅做鱼香肉丝加入豆瓣酱适量翻炒少许时间，而外国厨师必须用天平称出适量是多少克，必须用秒表计算少许是多少秒。

  一年前我在太原做过一次 Gaia 3 平行 Corsair，正是这个手术激发了我设计 TLC microcatheter（自主研发的 ADR 器械）的灵感。

- 正向技术（ADR 也属于正向技术的一种）的实质其实就两个字：平行。如果血管足够长而你又足够有耐心，最终你一定能回到真腔。平行的精髓其实是四个字：血肿控制。所以越靠近真腔越容易平行。器械辅助的 ADR 的实质就是更好地控制血肿。

关于汶川地震

昨天是汶川地震10周年（时为2018年5月13日），今天是母亲节。孔令秋教授的文章让我想起我的母亲，她是一个只有初中文化的普通妇女，但在我心中是最伟大的人。

汶川地震后我参与了救治工作，觉得自己做出了一定贡献，回来却没有立功受奖。我跟母亲发牢骚，母亲静静地听我说完，淡淡地问："你去汶川是救人还是立功？"我说："救人。"母亲说："那不就行了，你已经达到目的了。"我顿时感觉茅塞顿开。

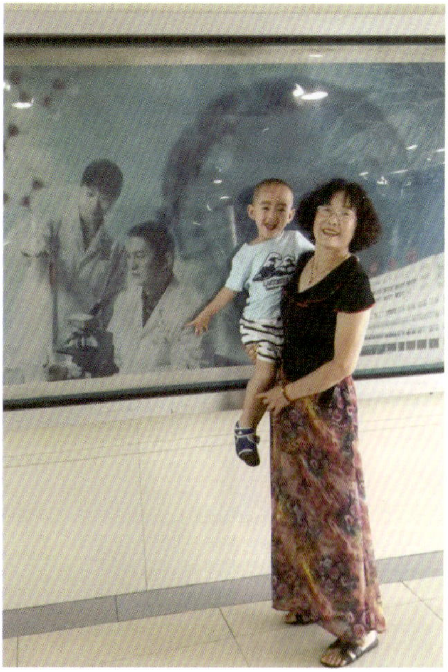

我们做CTO也是如此，你是为了物理开通还是为了生理血流？

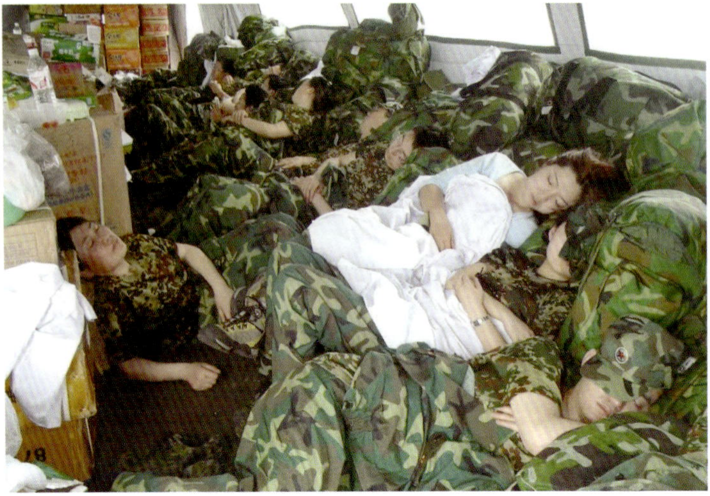

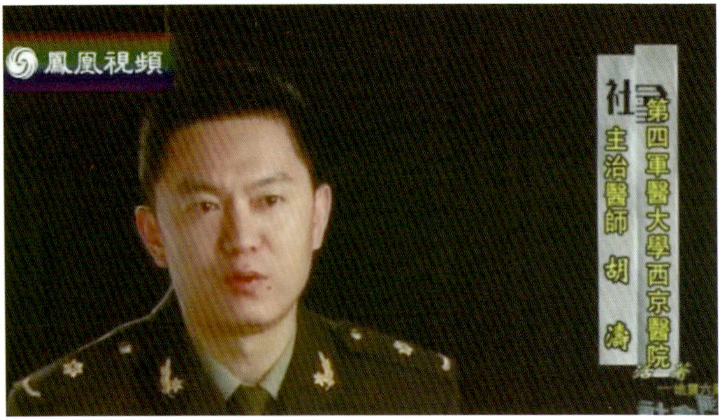
鳳凰視頻
第四軍醫大學西京醫院
主治醫師 胡濤

关于适合

- 病变适合用什么技术就采用什么技术，不能为了使用某种技术强行去做某种操作。不太新鲜的鱼还是做麻辣鱼块比较好，不要因为自己刀功好而非得做成生鱼片不可，那样会腥的让人哭……

  正向、逆向只是两种技术，无高低之分。

- 要弄清楚病变是否需要逆向，适合什么技术便采用什么技术，不能为了逆向而逆向；正向、逆向只是两种技术，无高低之分。

关于高效

- 大家天天都在说高效，我认为的高效是该花的时间 10 h 都不多，而不该花的时间 1 s 都不少。

  不能说手术时间短就是高效率的表现，高效率是你没有浪费每一秒钟。

- 我约林志玲基本不可能；我约王海燕教授机会非常多。

- CTO一定是最充分的准备，最齐全的器材，最宽裕的时间，最完善的方案；而不能试一试、蒙一蒙、等一等。

  高效不是时间短，而是没有无效的重复。

微导管冲击（MC knock）技术

当血管闭塞段较短、较直时，如果逆向导丝直接通过困难，可以使用 MC Knock 技术，即使用 MC 在无逆向导丝支持下直接冲击闭塞段，松解斑块，此时 MC 可以起到类似 Crossboss 的作用。

松解斑块后，然后再尝试正向导丝通过或者 kissing wire（实质是“豁豁开”的一种形式）。

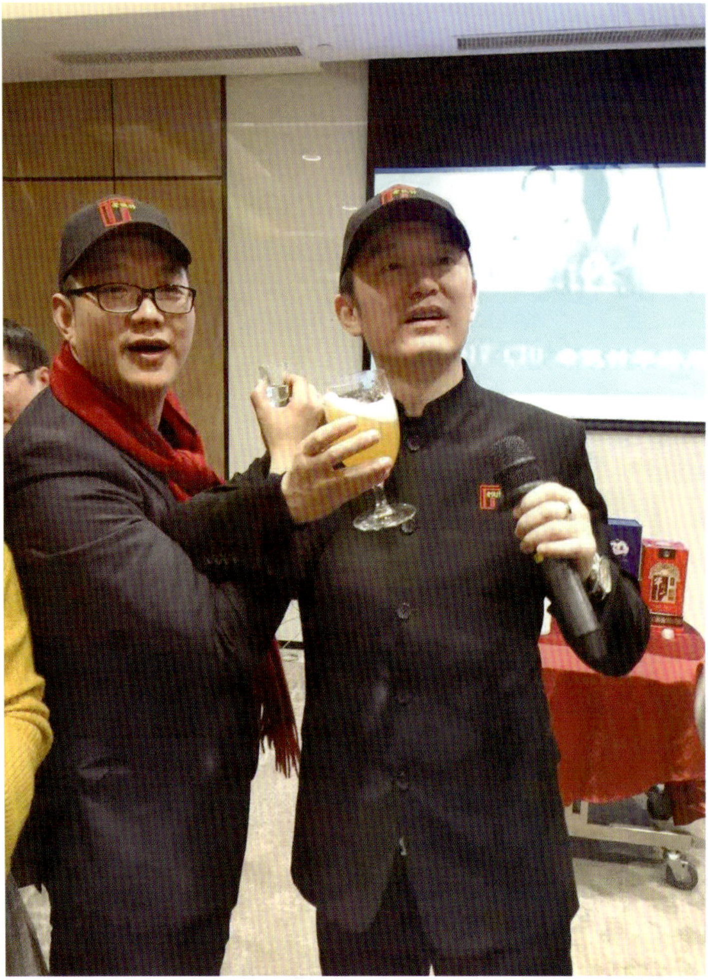

关于药物球囊

■ 我一直不理解药物球囊指南上残余狭窄小于 30% 是什么意思？据说是参照德国人做的试验，得出残余狭窄小于 30%，再狭窄率低，于是我们的指南就照搬了过来。

那么这个 30% 是指预处理球囊膨胀时残余狭窄小于 30%；还是预处理球囊撤出后注入硝酸甘油，造影残余狭窄小于 30% 呢？

没有支架支撑，弹性回缩是一定的。我个人认为，只要预处理球囊膨胀时残余狭窄很低，也就是说球囊能够扩张或者球囊很圆润就可以植入药物球囊。

我不关注术后造影显示的残余狭窄，弹性回缩是一定有的，而且因人而异、因血管而异；比如我喝一瓶啤酒肚子就撑得很大，你喝三瓶也看不出来。

我关注的是预处理球囊扩张时是否充盈、是否圆润、是否饱满，就好比我虽然即刻肚子膨胀，但六个月后身材很好；而你当时看不出来，但六个月后已经大腹便便。

■ AMI 不适合药物球囊，因为血栓原因，很难做到将其抽吸得非常干净，所以药物极有可能贴不上去。

有人问，如果大家都不去尝试，又怎么去修改指南呢？

回答：让我跑步追上我儿子是有可能的，所以我去试；让我去追刘翔是没有任何可能性的，所以我不去试。

- 如何证明“适合”比较难，不同术者、不同患者很难做出合理的随机对照研究。比如我手术做得比李长岭好，我运用药物球囊压力合理、预处理充分、预后更好，很难说明是我的原因还是药物球囊的原因；所以说术者是药物球囊预后的独立危险因素，特别是相对于支架来说。
- 预处理要扩充分但又不能形成夹层，得掌握火候；药物球囊对术者的操作要求比支架高，充分扩张对病变的预处理十分重要。

切割最好以不同角度反复两次以上为佳，钙化重的切割后扩张压力可略大，钙化轻的切割一般 6~8 个压力（608~811 kPa）；后扩张一般不超过 18 个压力（1 824 kPa），通常第二次扩张时球囊略转一下。

切割球囊的命名压是 6（608 kPa），爆破压是 12（1 216 kPa），我最多打到过 14（1 419 kPa），过大压力有可能刀片卡住收不回来，这是最可怕的。

- 我的标准处理模式：切割 + 后扩张 + 药物球囊。

不用担心夹层。没有夹层，药物球囊效果一定不会好，这也是支架内再狭窄效果不佳的原因。

恰到好处的夹层是保证药物球囊效果的关键。

- 3.0 药物球囊可以扩张大一点，药物球囊只是为了涂药而已；最后可以用 4.0 POT。

至于药物球囊的效果，术者的操作是独立相关因素；同样的患者，我做的效果或许不如李长岭教授好，但是肯定比低年资医生好。

关于细节

- 一切皆有可能，认真分析、仔细思考，一定有蛛丝马迹。
- 从 LAD 远端和 LCX 近端大小可以推测 LAD 近端为 4.0。
- 某段血管有钙化难以通过时，往往提示其他部位血管需要警惕，这就是 BCTO 评分所说的间接证据钙化。
- 每一个抢救成功的左冠状动脉主干（LM）急性闭塞一定有一个巨大的右冠状动脉（RCA）。

类似于我不帅，但我聪明；我学历不高，但我身体壮实。

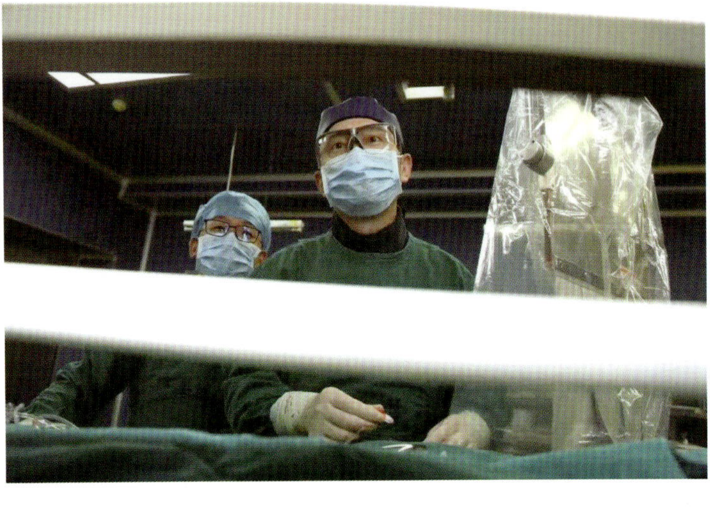

- 针对冠脉穿孔球囊封堵时，是否要中和肝素请转告一下授课者，我也想和林志玲女士一起烛光晚餐，事实上只能和李长岭一起喝酒、撸串、吃小龙虾。

冠脉有堵塞，严禁中和肝素。

- 我的弱点是胆子小，如果我胆子够大，那么 7 h 的手术我可能耗时 2 h 就能完成。

逆向我反复走了至少 10 次，感受每一次的细微区别，然后正向至少 5 次，反复感受，确认后才做了 RCART。

其实我也可以直接做 RCART，但是我很谨慎，我总是有种不祥的预感，不确定这样的做法是不是正确，我都是假定导丝在心包里，然后再找各种方法反复证实它不在，如果无法证实，我不会进行下一步操作。

关于闭塞段长度

如果我爱你，我会连夜从西安开车去北京看你。

如果我不爱你，你在我隔壁房间，我也装作不知道。

距离不是问题，问题是有没有激情的迸发；长度也不是问题，问题是有没有扭曲和钙化。

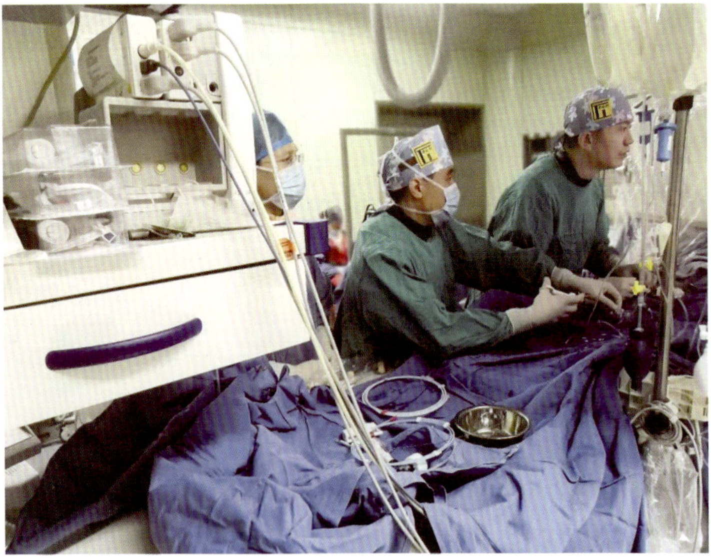

关于旋磨

■ 针对 BAM 技术

非 CTO 手术，旋磨导丝可以轻松通过，一个 1.25 mm 的磨头可以安全解决问题。

明明有拆骨刀为什么非得冒着牙被磕掉的风险用牙咬?

更可怕的是有一批人牙齿根本不行，而且也不会咬，他们也去模仿这才是最最可怕的。

■ 强烈推荐旋磨使用 7F 股动脉，不光是磨头进出的顺畅，更重要的是可以提供足够的支撑力，很多失败的旋磨其实是输在了支撑力。

旋磨和 IVUS 的关系是葱和酱的关系，离开了酱的葱虽然可以吃但已经不是那个味道。

角度过大的旋磨会有一些风险，目前公认的方法是只磨大折角的近端或者小心地一点点跟进尝试。

旋磨要有耐心，要控制手上的动作，不能粗暴冒进。有一次我磨了至少 15 次，旋磨时间接近 6 分钟。

从物理学角度来说，转速低、推进慢，磨头与斑块表面的摩擦力更大，打磨作用也就越强，但通过钙化狭窄的困难也较大；反之转速高，表面摩擦力小，通过狭窄的可能性大，但打磨强度并不大，且在磨头通过后，嵌顿的可能性增大。钙化负荷特别大的，转速可以升高到 20 万转 / 分，反复多次、耐心处理，通过后可以降低转速充分打磨（抛光）。强烈推荐旋磨 + 切割 + 高压后扩张的“套餐”处理。其实不礼貌地说，球囊扩张的过程类似于产科生娃，提前侧切（切割）会更安全，所以有一个产科的动作叫“堵”。

■ 针对穿孔后继续旋磨

不是旋磨成功与否的问题，穿孔封堵成功，血流动力学稳定，立刻旋磨没有理由，即使即刻下台也需要中和肝素密切观察心包，甚至必要时停用抗血小板药物。

就像我去打拳击比赛，还没上台前就摔了一跤，鼻青脸肿。如果裁判给了我机会已经允许我改日再赛，我何必非得为难自己，鼻青脸肿的上台呢？回去休息一下，养足精神、做好准备，一举击败对手，成功率不是更高吗？择日再赛又不影响我的奖金收入，相反，如果输掉比赛奖金损失更大。

■ 旋磨类似于刮胡子，可以刮下坚硬的胡茬，但不会损伤娇嫩的面庞。

■ 上次我在北京会上说过，产科生孩子有一个动作叫“堵”。

很多人没明白我的意思，不能太快让胎儿的头下来，一是可能会嵌顿，二是可能会造成撕裂。

同样不能很快地用预扩张打到22个压力（2 229 kPa）甚至更高，而是应该用更小的球囊、更低的压力、更长的时间慢慢地一点一点地扩张，扩开后再换大一号球囊，然后切割球囊，再后扩球囊，最后用支架，如果你仍然不愿意旋磨的话；当然这种扩张的风险还是要比旋磨大。

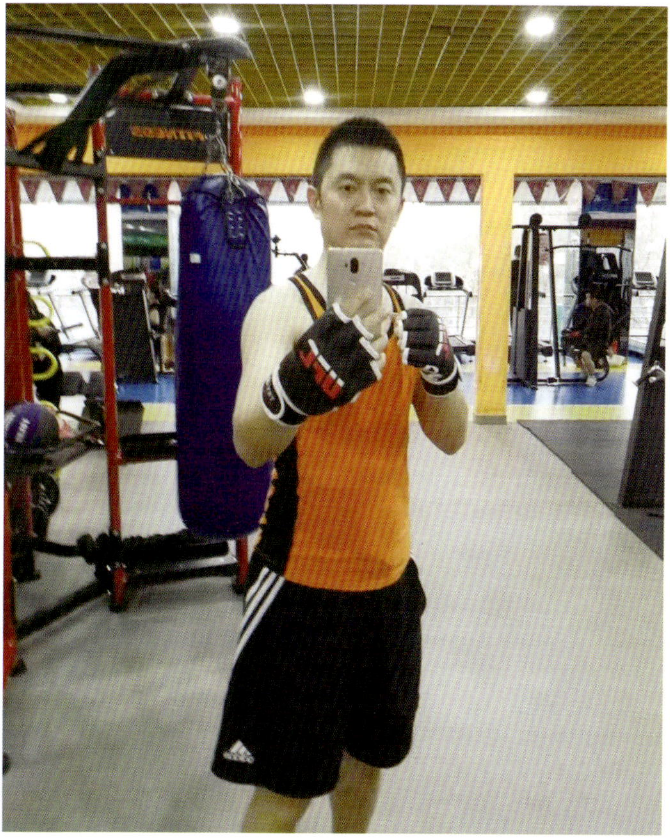

- 针对旋磨慢进快退的动作

  初期没把握时可以快进快退、尝试试探，打了就跑；一旦突破后可以慢一点增加时间充分接触。

  我理解慢进的意思是已经进入，需要充分接触；当严重钙化害怕嵌顿，试探进入时我还是习惯于碰一下就跑，反复尝试碰过多次进入后再慢慢来。

- 穿孔和磨头大小无关，几乎没有听说过磨头太大导致撕裂的，撕裂都是因为动作不对，所以产科有个动作叫“堵”。角度是重要原因，过大角度导致磨头漂移，类似甩鞭效应；物理学上有个词叫偏振。

- 旋磨动作还是有点快，不够淡定。

  应该和对付黔之驴一样碰一下就撤，观察驴的反应见机行事，不要一直连续和驴接触，小心驴踢你（嵌顿）；多次接触熟悉后再慢慢驯服（充分打磨）。

关于 CTO 真假腔

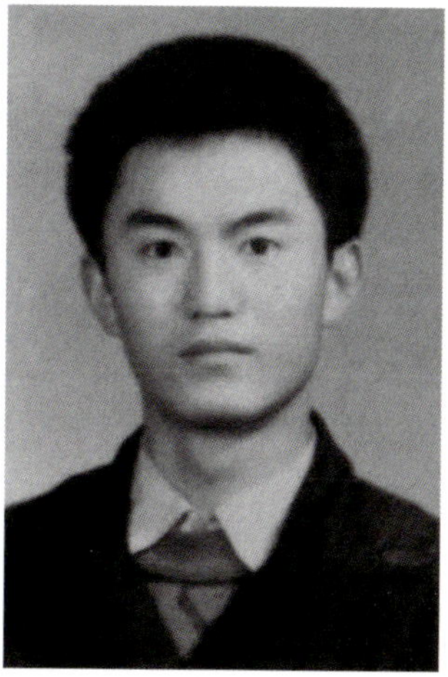

- CTO 也分完全实心的和部分虚空的，虚空部分可能会有分支，有看得见的，也有看不见的，但一定是存在的，即使完全堵实，部分也可以有分支，如果假腔太长分支都没了，即使开通血流也会很慢，自然血管就容易再堵了。
- 各种概念眼花缭乱，我都迷惑了，但是无论怎么做，底线是最远端的支架出口要在血管管腔内（不是血管结构内），总不能造影是个盲端吧。其实每个成熟术者心里都知道他开通的 CTO 假腔有多长，用处有多大。

我始终坚信全程支架在血管管腔内一定比部分支架在内膜下血流更好，预后也更好。

我们肉眼能看到的分支只是一小部分，还有很大一部分我们看不见，但它是客观存在的。

- 只有很短的一点假腔，你看到的是桥侧支，真正管腔开通后，桥侧支血流必然会减弱或者消失。
- 理念比操作技巧重要的多，操作技巧可以通过反复练习、观摩学习来提高，理念从一开始就不能跑偏。

估计大家都做过真假腔的 CTO，如果假腔比较长而远端血管又没有很好的分支，只是做出了一个光溜溜的老鼠尾巴对患者意义不大，所谓的 STAR 技术现在已经很少有人提了。

我曾经强调过，我们治疗的对象是患者而不是血管，花了 3 个小时开通，三个月就闭塞没有任何意义。

- 我曾经有一个患者，右冠状动脉 CTO，左边也不好。我开通了 CTO，放了三个支架，在后降支（PD）里形成了一根光溜溜的“老鼠尾巴”。1 个月后他攒够钱来做左冠时，右冠已经再次闭塞了，很容易再次打通右冠，但我不知道还能怎么办？我相信他一定还会闭塞，最后我建议他去搭桥了。这位患者我印象非常深，也非常自责。

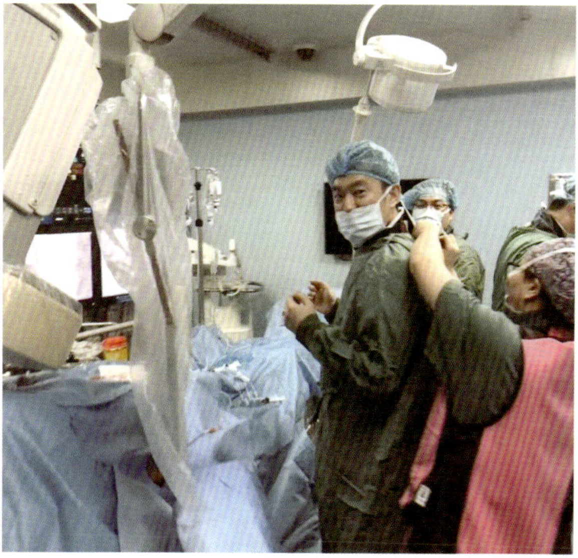

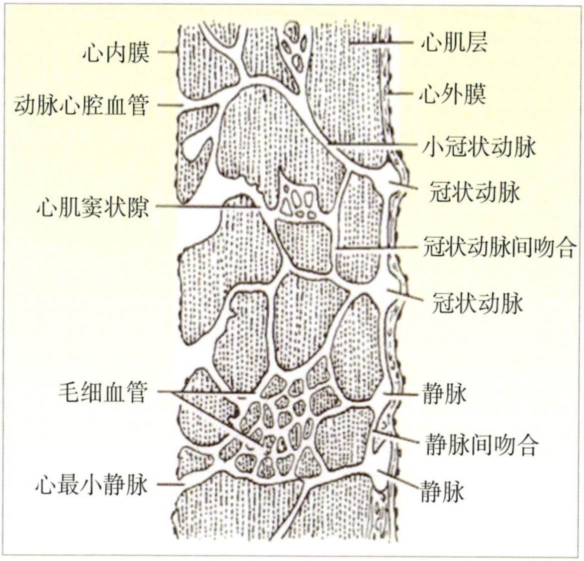
心内膜
动脉心腔血管
心肌窦状隙
毛细血管
心最小静脉
心肌层
心外膜
小冠状动脉
冠状动脉
冠状动脉间吻合
冠状动脉
静脉
静脉间吻合
静脉

■ 日本那个研究我看过，他们认为适当长度的假腔，患者的预后并不太差，但我还是坚持尽我所能，尽量把支架放在血管真腔里。

静脉桥是另一个概念，它只是个输送的管道而真正的血管是有丰富分支的，是有血管网的，所以我再也不会做光溜溜的“老鼠尾巴”了。

■ 如果你们看过心脏解剖标本上那密密麻麻的像稻草一样的血管，你们就会和我一样坚信假腔越短、预后越好，不论他们怎么研究说 ADR 和全程真腔预后一样，我都不信。

关于 Carlino 技术

■ 预先设计、全盘掌控、反复确认、精细控制的叫“豁豁”（Carlino），否则叫“祸祸”（casino）。

我做过两个 Carlino，都是焦头烂额，正逆向 knuckle 都用了，8-20 导丝逆向都扎不过去，黔驴技穷之时正向注入造影剂，我也不知道几毫升，反正是盯着屏幕、控制力量，达到目的后收手。一次在宁夏用 Finecross 微导管，一次在温州用 GC 导管，后来都是逆向穿透 XTA 导丝开通的。

■ Carlino 时造影剂的剂量和浓度基本是理论数据，发文章用的。

举个例子，就像我一口喝完酒精度 5.4% vol 的福佳白一瓶和我分三口喝完酒精度 54% vol 的二锅头一杯。

主要控制方法是你要盯着屏幕看，想达到什么目的就用多大劲；类似 Knuckle 的控制方法，同样是盯着屏幕看，你想达到什么目的就用多大劲。

■ Carlino 技术的实质是“豁豁开”技术的一种，需要经验非常丰富的术者非常规使用。切记不能把“豁豁”变成“祸祸”，不能把 Carlino 做成“casino”。

■ 这个并非传统意义的 Carlino，只是在 MC 里滴一些造影剂用导丝推了一下，类似于给女孩发个搞笑图片看看对方反应。

Knuckle 就是直接约看电影了，我一般比较谨慎腼腆，还是先看看对方反应再说。

■ 如果仅仅是为了松解斑块， Mini Knuckle 比 Carlino 更有优势、更可控；Carlino 用于实在豁豁不开，导丝偏离较远，Knuckle 又怕夹层太大形成螺旋时小心尝试。

关于终末期心衰的 CTO

所以说CTO病变要早点开通，等到这时再做已经晚了。

开通与不开通绝不可能一样，除非已经是终末期状态。即使是目前这个状态，开通还是有帮助，只是作用很有限。

相当于现在修好主水渠，但那些众多的分水渠已经基本全部毁坏，土壤还是没有形成良好灌注，所以小麦长势还是不好。

治疗肯定是综合的。要想麦子长得好，水渠要通畅、土地要肥沃，除草施肥要及时合理，另外精心呵护也很重要。

支架的适应证

■ 针对支架压血栓

支架不是用来治疗血栓的。怎么可能压得住？用什么规格的支架？用多大的压力压？怕不怕压力太大滑走了？怕不怕压力太小压不住？万一正好压住了，一抗栓血栓变小又滑走了怎么办？而且为什么要压？不放支架也不会出问题。

支架压血栓？匪夷所思，患者有时也很倒霉。我还见过无复流放支架的，放了一个血流更慢了，然后远端再接一个。

■ 我认为支架只有一个适应证——夹层。

支架应用需要再普及、再规范 、再提高。法国医生 Ulrich Sigwant 先生当年发明支架的灵感来自巴黎的下水道。

急救时的血流

为便于读者理解，我尝试用最浅显的生活常识来诠释深奥复杂的手术技巧。

路面再平整 、轮胎再耐磨、车漆再光亮、动力再强劲、油管再通畅、悬挂再轻盈，没有油都是白费工夫，车都会熄火。一次手术过程中，患者血压突然下降、意识模糊，所有人惊慌失措，有的喊“肾上腺素”，有的喊“多巴胺”，有的喊“去甲肾上腺素”，有的喊“阿托品”，有的喊“IABP”……乱成一团，我只说了一句，护士按我说的做，然后 2.0 mm 球囊扩张 LAD 远端，车就继续开了。

抢救时不能所有人都喊，护士会手足无措；术者尤其要冷静分析，有威严、有担当；术者一乱，全盘皆输。在手术台上再慌、再害怕，也必须面不改色。

精确定位

■ LM 前三叉

没有精确定位，从哲学上说也不可能，除非你的支架是私人订制。

精确定位只是个美好的愿望或者说自欺欺人；我也想和志玲女士一起烛光晚餐，但实际上只能和长岭先生喝酒撸串。或许我可以把长岭幻想成志玲，把小龙虾幻想成澳洲龙虾。

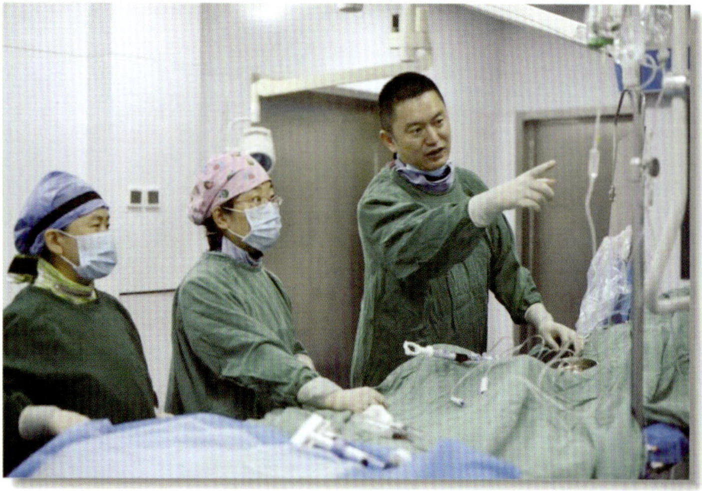

■ 支架是规则的、直的，分叉血管是无序的、弯的。

所以根部病变要不就是盖不住，要不就是进主干一点。除非你是私人订制的支架，精确定位只是一个美好的愿望；所以我放弃林志玲，选择李长岭。

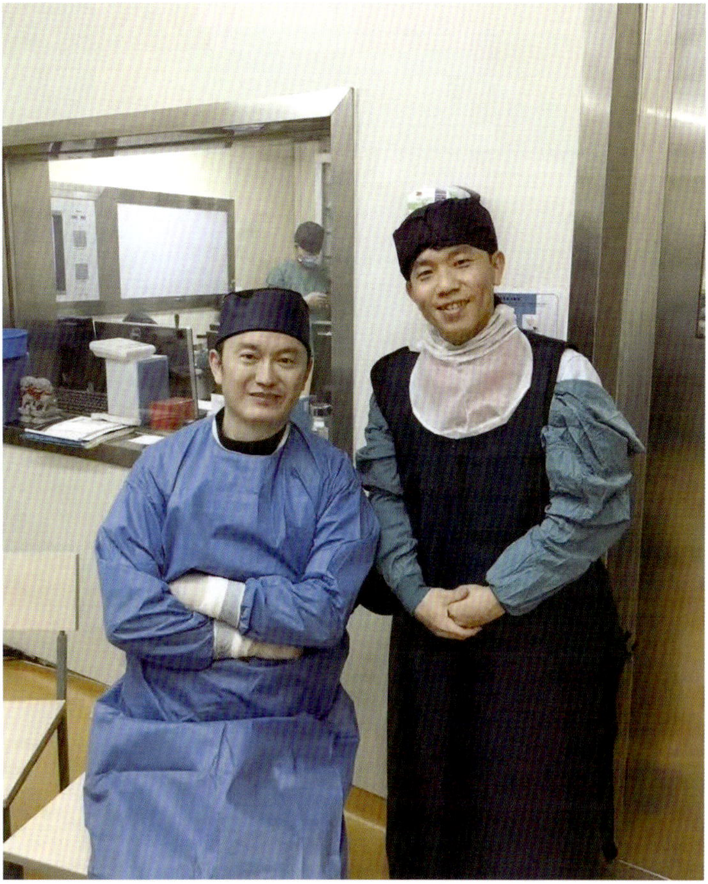

关于 Guidezilla 导管

- 介绍一个实战病例，支架进入不了 Guidezilla 导管怎么办？不是用球囊扩张，而是改变支架进入时和 Guidezilla 导管的相对角度。

  最简单的方法是前后移动 Guidezilla 导管的位置；另一个简便的方法是咳嗽，注意不是你咳嗽而是让患者咳嗽。

  操作需要轻柔，打个粗俗一点的比喻：孩子一定能生出来，别硬拉，否则要不孩子坏了，要不妈妈坏了。

  其实和女孩穿紧身牛仔裤的道理是一样的，穿是一定能穿进去的，需要抖抖腿或者抖抖裤子，或者同时抖。
- 为了省一个 Guidezilla 导管，不惜以血肉之躯反复尝试；如果最后放支架也需要 Guidezilla 导管，不知道术者会不会后悔。

分 叉

- 关于分叉我已经说了很多了，最近一直在推广一个个人观点：分支解剖学或形态学狭窄与分支功能学狭窄的区别。一个有病变的分叉（肉），当主支强行塞进一个支架（铁）必然会引起分支的变化，需要我们去区别分支的变化是形态学还是功能学。影像学上看到的主支支架后边支的变化很多是形态学的狭窄，并没有实际的功能学意义，所以追求形态学满意的对吻对预后无益，所以我一直强调约会要谨慎。
- 想保住分支的几个常用方法：切割、旋磨、拘禁。

我个人认为拘禁球囊是不应该扩张的，否则就不应该叫拘禁而是叫预扩，我用拘禁球囊从来没有超过 1.5 mm。拘禁球囊用 2.0 mm 甚至更大，并且在支架释放的同时打起来，不但有风险而且无意义，还不如直接预扩一下分支。切割主支可以最大限度地避免斑块移位，有时候结合旋磨更好（并不是必须钙化才能旋磨）。如果确实想扩张边支，切割当然比半顺应球囊预后更好。

现在有药物球囊了，这些都不是问题，大胆用、放心用、使劲用。

PCI 和生活

■ 其实 PCI 和生活中谈恋爱是一样的，不是你有钱就一定追得上女孩，也不是女孩漂亮就一定追不上。

首先，你得有丰富的恋爱经验，没谈过 20 次以上不要想当然；其次，你得有全面的恋爱技巧，请吃饭、看电影、逛公园、谈人生都得熟练掌握；最后，也是最重要的一点，每个恋爱对象都是不一样的，一定要顺势而为、随机应变，以最小的成本换取最大的效益。

■ 手术、打仗、踢球、做饭，生活同理，殊途同归。没有一成不变，必须顺势而为。

我跟你们说一个真实的例子，上大学时我们班一位同学看上了护理系的一个女生，那个女生的名字里有个字叫“月”，我们给他设计一整套算法（algorithm），起名叫“阿波罗登月计划”。

联谊舞会上他按照流程鼓足勇气去请女生跳舞，没想到动作慢了，等他走过去的时候突然有个人抢先一步；他只好顺手邀请了邻座的女生，本来是无意，没想到跳的时候还挺有感觉，然后跳完按照计划去操场散步。最后他们俩配对成功，剧情全部按照 algorithm 设计的进行，只是女主角换了。

就像我有一次做逆向本来是想 Knuckle 到内膜下，然后做导丝对吻（kissing wire），结果直接 Knuckle 到正向 Guidezilla 导管里。

- 在讲解选择多大规格支架的时候我打了一个比喻，现在女孩的照片都是修过图的，你想知道她的真正样子，要不你就看 IVUS（素颜），要不你就看她爸爸妈妈（闭塞段远近端）。

- 一例 LM，同时进入五根导丝。

GC 导管放的下吗？就算我有五个朋友，我也没必要同时和他们微信聊天，可能会弄错；要分批处理、逐个击破。

我做过一台左主干分叉，有 5 根导丝同时在的时候，可以采用乒乓双指引导管，减少导丝绞缠。

这倒是个好办法，用两个微信同时和五个朋友聊天。

- 我以前也是这样想的，后来决定有些没意义的 CTO 还是不做了。

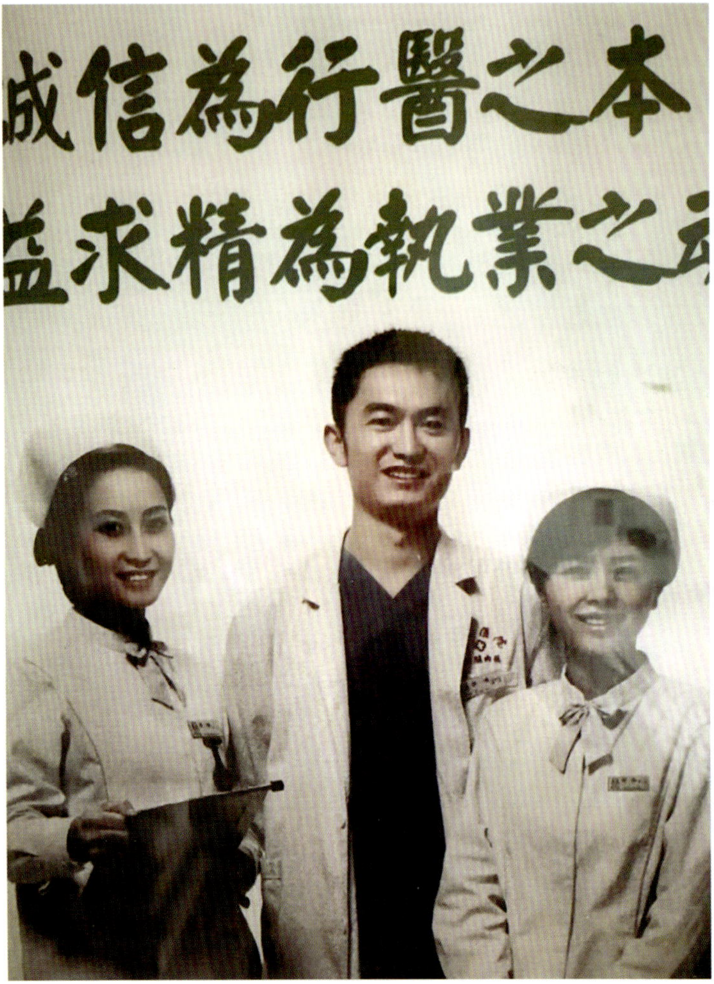
信為行醫之本
求精為執業之

Knuckle 技术

冠状动脉 CTO 病变一直被认为是 PCI 领域中“最后最顽固的堡垒”。随着近年对 CTO 病理生理学认识的深入和 PCI 理念、技术、器械的飞速进步，CTO 病变已逐渐不再是介入术者谈之色变的拦路虎，部分成熟术者的手术成功率可以达到 90% 以上。

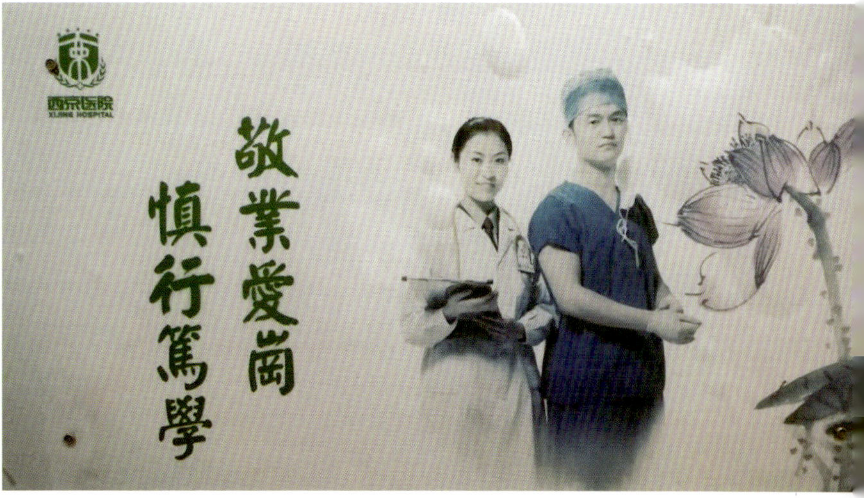

纵观CTO介入治疗发展历程，从病理生理学角度来讲就是对假腔的重新认识和再理解的过程。CTO介入最早是单纯的前向技术，手术过程中最害怕的是假腔的形成和扩大（血肿形成），其大小往往和成功率成反比，因此平行导丝技术和IVUS指导下再入真腔技术应运而生，此阶段我们对于假腔是畏惧和规避；虽然针对部分合适的病例我们可以通过STAR技术（Subintimal Tracking and Re-entry）、LAST技术（Limited Antegrade Subintimal Tracking）以及改良LAST技术从假腔回到真腔，但对术者导丝操控水平要求较高，难以得到普及。在葛院士创新应用了逆向导丝技术并进一步提出AGT技术（Active Greeting Technique）后，正逆向的假腔不再是有害无益，而是可以在某些合适情况下有意识地制造和利用假腔。但需要注意的是，逆向技术时假腔的制造大多不是刻意为之，多数情况下是顺势而为；器械辅助的ADR技术是前向技术假腔利用的一大飞跃，它是STAR技术和LAST技术的继承和发展，依靠器械辅助大大降低了对术者导丝操控水平的要求，便于重复和普及。

由此可以看出，对于CTO治疗过程中的假腔，从一开始的恐惧到坦然应对，以至于现在成为征服CTO过程中一个不可或缺的利器。在合理利用假腔前，首先需要明白为什么会形成假腔以及假腔的适用情况。

正常冠状动脉血管壁三层结构，最薄弱的是内膜，病变情况下内膜增厚，斑块形成，甚至堵塞管腔；中膜主要由平滑肌组成，也是夹层形成最主要的位置；外膜由结缔组织组成，是血管最坚韧的一层。CTO 病变由于特殊病理结构，管腔完全闭塞，斑块成分复杂多变。经年的CTO病变有钙化、纤维成分、疏松组织，以及新生的小血管。因此 CTO 病变软硬不一，冠状动脉钢丝若遇到斑块内坚硬成分，导丝容易发生方向偏转，指向较为松软的组织，常见的是进入中膜形成假腔。另外一种情况就是闭塞段存在血管迂曲，导丝也容易在转角部位进入内膜下，形成假腔。假腔一旦形成，就会形成或大或小的血肿，进而压迫真腔。真腔一旦被压迫缩小就会大大降低导丝重入真腔的成功率。所以 CTO 操作中，一旦形成假腔就要尽量避免同侧的造影和减少假腔内过度操作导丝。那么导丝进入假腔的安全性又如何？这是由血管外膜的生理特性所决定的，器械在中膜内单纯地钝性剥离会被局限在血管结构内，很难穿出血管外，体外实验也验证了这一点。

在复杂 CTO 病变中，假腔的形成不可避免。较硬导丝进入假腔，如果继续盲目前行有可能会穿出血管，进入心包。若是再跟进微导管等器械，会造成灾难性的后果。换个角度，如果导丝一直在假腔内前行，但保持在血管结构内，就不会造成上述结果。导丝头段如果始终保持伸直状态，尤其是在用专用硬导丝的情况下，导丝很难一直保持在血管结构内。

其中原因在于，点对面易穿出；面对面易顺行。什么是面对面呢？其实在初学者阶段，老师就反复告诫："导丝过病变的时候一定不要打袢，否则导丝容易进入斑块内膜下，进而顺向剥离，形成一个与真腔平行的大夹层。"导丝成袢，一方面失去了导丝的穿透力，但成袢又让导丝得到强大的推送力。故成袢导丝是一个安全有效的血管假腔制造器械。因其形态像关节的屈指形态（Knuckle），此种形态下前送类似于钝性剥离，外科手术中有一个专用术语叫"花生米"，knuckle 的操作方法非常类似于"花生米"。由于中膜和外膜解剖结构的特点，导丝可以保证在血管结构内，用此方法制造假腔技术被称为导丝的 Knuckle 技术。少数情况下导丝在 Knuckle 时甚至会走行在斑块内通过闭塞段进入血管真腔。

导丝 Knuckle 技术有其专门适用情况：斑块坚硬，导丝难以穿入或前行；血管走行迂曲，难以判断方向；器械辅助的 ADR 技术快速内膜下通过闭塞段。

斑块坚硬常见于闭塞入口处和闭塞段内。当应用常规方法无效时，通常采用"Scratch and go"和"Base"等技术，人为在入口处制造假腔，然后换用比较适合 Knuckle 的导丝（一般使用 XT 系列和 Pilot 系列），采用 Knuckle 技术快速进入病变；若闭塞段内导丝通过困难，可以导丝采用 Knuckle 技术顶入内膜下前送绕过坚硬处；或者在闭塞入口进行 Mini Knuckle 操作，以期起到震荡坚硬斑块的“松土”作用。

当闭塞段血管迂曲，难以判断血管走行方向时，应用常规导丝技术往往使术者身陷泥潭。此时最大难题就是无法保证导丝走行在血管结构内，担心导丝进入心包，而导丝的 Knuckle 技术可以完美解决这一问题——导丝 Knuckle 虽行走在内膜下，但始终在血管结构内。一旦导丝通过迂曲段，在明确血管大致路径后可以施行正逆向导丝对吻技术，或者跟进微导管后更换导丝进行下一步操作。

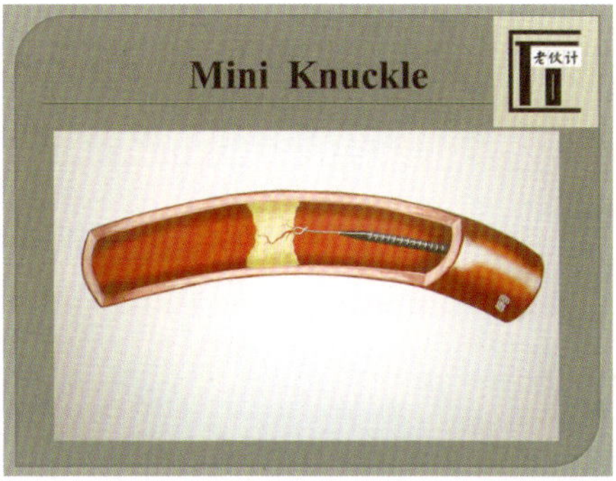

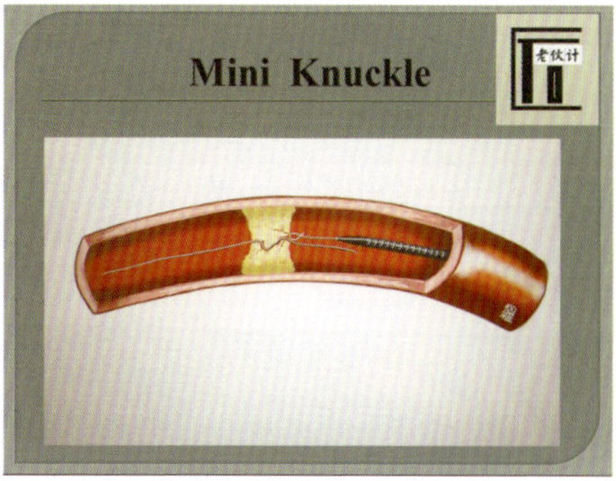

器械辅助的ADR技术精髓在于快速高效地通过闭塞段，然后使用专用器械重入真腔。过去常采用Crossboss内膜下通过闭塞段，后来实践中发现采用导丝Knuckle技术也可以达到类似效果，甚至某些情况下更加高效便捷。

适合Knuckle技术的导丝需要具备以下几个特点：导丝亲水超滑，这样导丝在Knuckle下前送阻力最小，利于导丝的血管循行和快速通过；导丝头段至近段支持力增加平滑，没有突然变化。若存在力的突然变化点，Knuckle时导丝就易在此处反折，而且有可能会形成一个尖锐的折角，这样一方面推送导丝会导致可能的血管外膜的损伤，其次导丝回撤时转折处打不开无法收入微导管内；尽量避免缠绕型导丝。导丝头部缠绕段Knuckle后有导丝脱扣之虞。综上所述，当前临床上比较适合Knuckle的导丝有Fielder XT系列和Pilot系列。导丝理想的Knuckle工作形态是袢环小，导丝推送力强，因此有些术者实践操作时会顺势用更硬的导丝如Gaia、CP系列进行Knuckle，但是需要警惕此类硬导丝Knuckle后，很可能会出现导丝翻折处形成死角，导丝无法回撤入微导管内，若此种情况出现在逆向操作中会造成导丝进退不能的大麻烦。值得一提的是，为了更安全高效地施行Knuckle技术，老伙计团队创新研发了专用的Knuckle导丝，专用导丝的出现无疑对该技术的规范化、安全化起到一定作用。

Knuckle 技术操作要点和原则：使用 Knuckle 技术前需要了解使用原理，掌握基本方法。Knuckle 技术是一项安全的操作，目的是最大可能地让导丝保证在血管结构内；Knuckle 技术操作中，导丝切记只推送，不旋转。旋转动作会导致成袢部分导丝打结，最后无法撤回入微导管内；推送的力量需要根据不同具体病例实际调整，一般需要密切关注影像变化逐渐加力；导丝头端是否需要预塑形成适宜 Knuckle 操作的“伞”形也是初学者关心的话题。实际上，CTO PCI 中导丝 Knuckle 操作多数是“顺势而为”，刻意而专门去 Knuckle 的相对较少，因此除非是后者，不需要做专用的弯，做弯的弧度与实际 Knuckle 时袢环大小没有关系。Knuckle 过程中要求术者在操作中保持清楚的头脑，审时度势，密切观察导丝形态的变化，注意袢环变化和血管运动的关系。导丝 Knuckle 推送过程中的理想状态是袢环保持基本不变，若袢环明显变大，多考虑进入较大螺旋夹层，需要控制 Knuckle 的力量和距离。若袢环突然变小，常代表导丝 Knuckle 进入血管真腔或者较小分支；Knuckle 过程中也需要注意导丝和血管运动的关系，需要不同体位观察，保持在同一个二维平面；Knuckle 过程中需要注意 Knuckle 导丝和对侧导丝及血管的相对位置关系，及时中止或继续推送导丝；为了保证 Knuckle 导丝的推送力度，常常需要及时跟进微导管，既可以保证导丝前送力量，又可以将战场前移，

“缩短”病变长度，可以联用 Guidezilla 等延伸导管增加支持力。

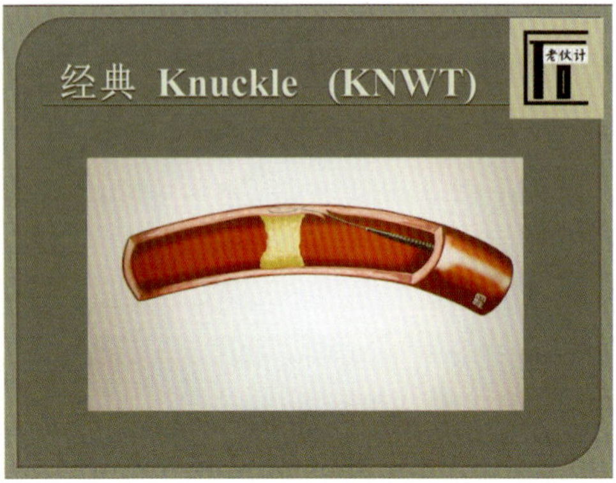

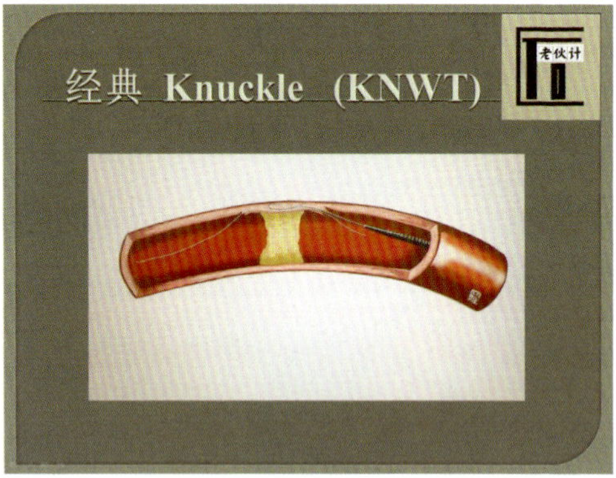

Knuckle 技术操作中常见的并发症是导丝 Knuckle 进入了小分支，如果没有注意到此点而继续推送，可能会造成导丝的穿孔及小分支的损伤。因此，在导丝 Knuckle 过程中需要密切观察，控制力量，多体位验证导丝的位置，一旦发现 Knuckle 导丝和对侧导丝及血管不在同一个二维平面，

需要警惕和终止操作。有一种观点认为正向 Knuckle 有进分支的风险而逆向 Knuckle 没有，其理论基础在于正常分支发出后，与主支的前行方向呈钝角（大体一致），故正向 Knuckle 时导丝会容易沿着主支入分支，反之则困难；这个观点有部分道理。但是这并不代表逆向 Knuckle 不会进入分支，如果逆向 Knuckle 在分支遇到硬斑块，导丝就有可能反向进入分支。因此 Knuckle 过程中一定要警惕导丝的走行变化，切忌暴力操作；Knuckle 技术的用力是叶问的咏春拳而不是泰森的上勾拳。

Knuckle 技术中另外一个错误的做法是刻意追求所谓高效或成功率，而不关心 Knuckle 的长度（假腔长度）和分支的保留情况。虽然有研究报道 Knuckle 的长度不影响长期预后，但我们对此持保留态度，很难想象一个支架大部分走行在内膜下的血管，其功能恢复和边支保留情况可以和保留大部分真腔的血管相提并论，STAR 技术就是前车之鉴。过长的 Knuckle 长度（假腔长度）常会导致边支血管的丢失，造成围手术期心肌梗死，影响长期预后。更重要的是边支丢失过多，会造成血管内血液流出通道减少，血流流速下降，极易导致支架内短期闭塞。我们常常发现，位于 Knuckle 段的支架，术后即刻造影会有造影剂挂壁的现象，这和 Knuckle 操作下过大的内膜下血肿有一定关系。这种情况很难保证支架的内皮化以及血管的功能，此类问题尚需要更多的临床数据去验证。因此，借鉴欧美和日本的操作经验，融合我们中国的智慧，我们不能为了追求所谓的高效，不顾忌假腔的长度，把血管做成光溜溜的“老鼠尾巴”；也不能过分精细，追求完全的真腔——“螺蛳壳里做道场”，而是要高效和精细结合走出我们自己的道路——把假腔尽量局限在闭塞段内。

总之，CTO 中各项技术层出不穷，Knuckle 技术也仅仅是浪花一朵，它有其适用情况，也有其弊端。我们切忌神话某项技术，而是要明白其实际意义，因地制宜，扬长避短，遵循规范，掌握技巧以最终提高 CTO 手术成功率和长期疗效。切记没有神器，没有秘诀，没有神；只有规范，只有技巧，只有人。

复盘学习

■ 复盘非常的重要，特别是自己做的时间长的病例，每看一次都会有新的收获。

我跟夏陈海医师说过，你可以做不通，但你一定要知道为什么没做通；每一台手术都要有每一台的收获，每一次 mGy 射线都要“吃”得有意义，每一滴造影剂都要推得有作用，动脑子的人一台手术能顶不用心的人做 100 台。

■ 我比较接地气；我不教“悬丝诊脉”，我教“望闻问切”（脚踏实地做匠人）。

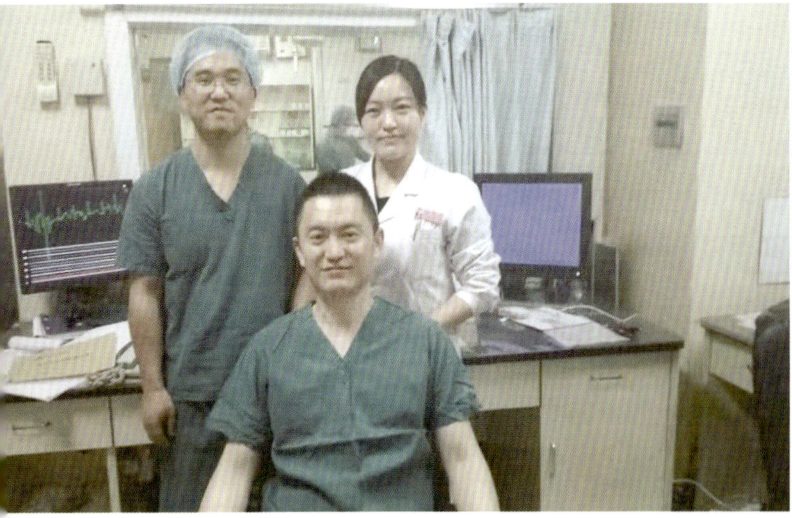

DECISION CTO 试验

几乎所有的人都在点评 DECISION CTO 试验，我也来说几句。

- 实事求是地说，我在临床上确实见过 EF 值正常，没有明显症状的 CTO 患者；但是毋庸讳言，他们的储备是不够的，我不相信他们的运动耐量和正常人一样，我也不相信他们得了心梗后的存活率和正常人一样。
- 我经常对这样的患者说，我把你身上的一个定时炸弹拆了下来，只是你不知道。
- 侧支循环永远只是个备胎，301 医院的陈练教授亲自测过一个特别粗大的侧支的 FFR，0.5 的结果虽然并不能完全真实反映缺血状态，但也不是特别令我们惊讶。
- 我曾经说过侧支越好的 CTO 越值得我们去开通，相反地，几乎没有肉眼可见的侧支的 CTO 开通的意义不大，或许这部分人群吃吃药就够了。
- 每一个努力去开通 CTO 的术者都是值得尊敬的，他们调到 7.5 帧不是因为怕射线而是希望能有好的身体、好的精力再多开通一支有意义的血管，请不要用阴暗的心理来诠释他们看起来自杀性的行为。

- CTO 的开通不仅仅是解剖上的开通，更重要的是功能上的开通，做成光溜溜的“老鼠尾巴”显然获益不大甚至有害。所有不以关注保护分支为目的的 CTO PCI 都是不负责任的行为。

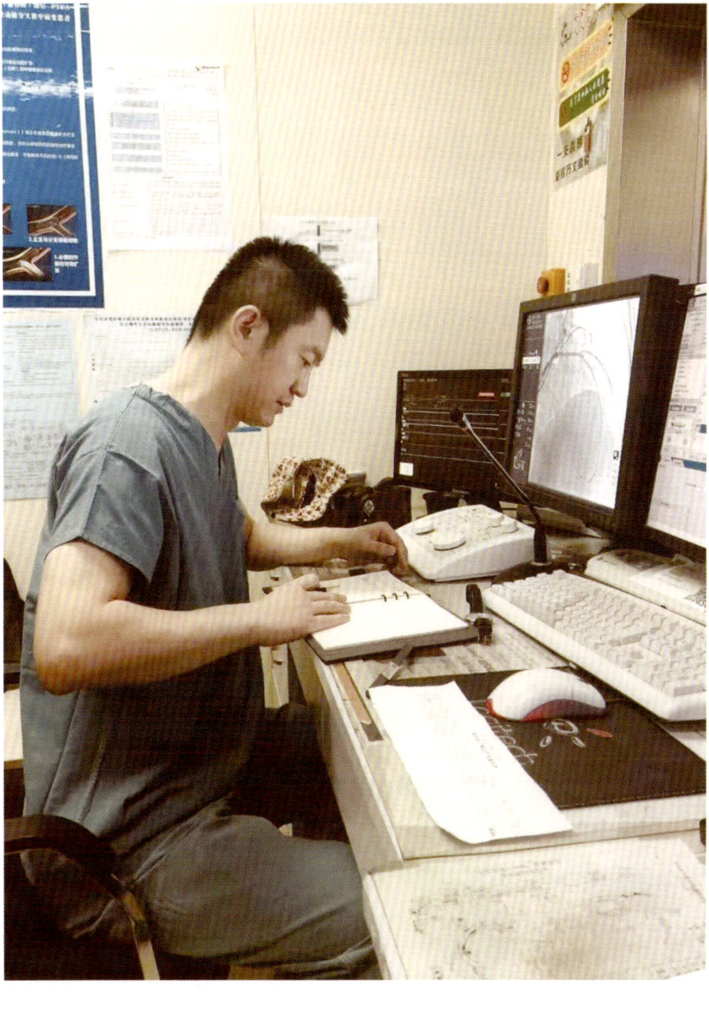

- 一个临床试验结果不是圣经也不是圣旨，它不会让西北CTO沙龙关门也不会让CIT手术演示取消CTO。但是胡乱解读的危害性是巨大的、可怕的，特别是对一些吃瓜群众来说。
- 我曾经说过每一个CTO术者都可以说出一个感动中国的故事，虽然我可能没有感动过中国，但是至少我感动过中国的护士。
- 花8个小时开通CTO不是为了利益，更不是为了炫技，手术演示时我也愿意演示令人眼花缭乱的分叉、IVUS、OCT、旋磨加激光，而不是3小时枯燥无味的平行导丝，正是因为CTO手术演示存在不确定性才更能体现一个术者的全面素质。
- 很多病变我们怎么做都是对的，怎么做都能说出道理；但是CTO你怎么做都是错的，除非你能开通。

我和 CTO 这十年：不得不说的故事

从 2009 年官宣带组，作为独立术者做 CTO 已经十余年，看了很多不同的共识感悟、剖析解读，感触颇多，也非常想把自己十年来的经验教训浓缩为十点体会，做一个总结发布，题目就叫《我和 CTO 这十年：不得不说的故事》。

- 绝大多数 CTO 可以通过多角度双侧造影来确定和甄别。部分（桥）侧支丰富的血管需要逐帧反复观察闭塞段远端血管的显影顺序来确认，极少数有正向血流的血管因闭塞段较短且有较大错层，在二维平面上易被误认为非 CTO，实际操作中可甄别。
- 评估闭塞血管心肌存活的简便方法是观察侧支的丰富程度。越是细密纷繁的侧支，供应的 CTO 越值得开通；几乎无肉眼可见侧支，远端血管细小的 CTO 开通意义不大。明显粗大动脉化侧支的 CTO 除非闭塞段较长，一般不推荐开通。
- 闭塞段入口、闭塞段、闭塞段出口、侧支是构成 CTO 的四个要素。进行 CTO 操作前需要逐帧、多角度、反复观察这四个要素，大多数时候可以整合勾画出三维血管形态投射于二维不同体位造影图像中。基于此四要素的BCTO评分系统融合了正逆向技术进行评估，与目前通行的JCTO评分系统相比，强调了闭塞段出口和侧支的重要性，同时弱化了闭塞段长度以及前次术者操作的影响，更为合理和实用；12分的难度区间相比5分也更加具有辨识度。（BCTO评分系统由我本人代表老伙计团队提出，可能是目前医学界第一个中国人自己的评分系统。）

- 除非闭塞段出口特别明确而术者又有极其丰富的经验，所有CTO病变推荐双侧多角度造影；即使存在多条侧支有明显同侧逆向时，双侧造影有时仍然会提供一些特殊的信息。

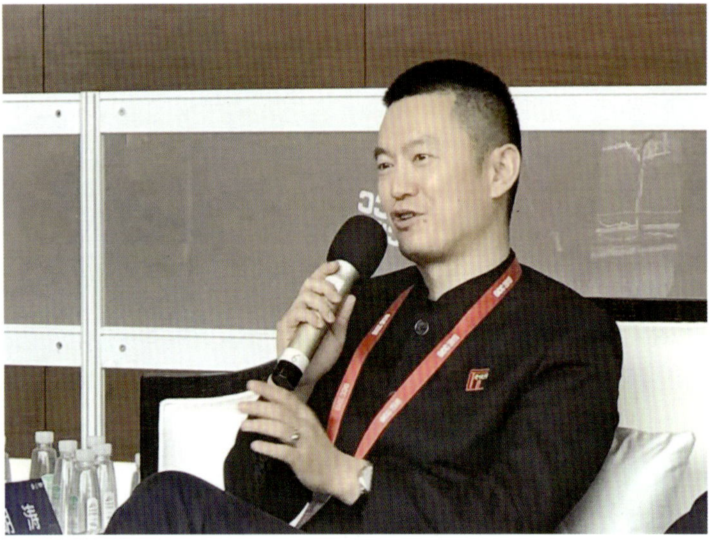

- 双侧造影顺序是先推注闭塞段出口供血血管，当闭塞段出口完全显影且尚未消散时，推注闭塞段入口供血血管。除非事先确定不进行逆向操作，推荐双侧 7F 以上指引导管，一股一桡通路，对于大多数 RCA，右桡动脉途径支撑力强于右股动脉。除非冠脉开口有病变需要，不推荐常规使用带侧孔指引导管。
- 反复逐帧观察多角度双侧造影仍不能整合确定或推测不同体位二维血管形态时，推荐有经验的 CTA 技师提供重建后的契合常规造影体位的 CTA。既往失败的择期 CTO 强烈推荐。

冠脉内操作时间越长、器械越多，血栓概率越大，推荐尽量减少不必要的指引导管内器械闲置。

双侧指引导管定时放血回抽结合 ACT 测定可最大限度地防范血栓。与比伐卢定相比，普通肝素更加经济，更重要的是普通肝素更便于根据 ACT 测定值进行经验性调节。

- CTO 开通技术分为正向技术和逆向技术。

正向技术的目的是通过使用各种器械和方法，使导丝从闭塞段入口近端的真腔进入闭塞段出口远端的真腔。

逆向技术的目的是通过使用各种器械和方法，使正向导丝远端的真（假）腔和逆向导丝远端的真（假）腔逐步接近，最终贯通。

正向技术因操作方法的相对局限，对导丝操控能力的要求要高于逆向技术。

推荐结合 BCTO 评分选择技术策略，实际操作中根据具体情况随机应变、顺势而为、自由切换。

器械辅助的 ADR 技术属于正向技术，通过 BP 系统、TLC 系统以及未来可能会出现的一些新设计的器械进行辅助，对于导丝重新进入闭塞段出口远端真腔更加可控、且更具可重复性，降低了对术者导丝操纵能力的要求（TLC 系统由我本人代表老伙计团队设计发明，专利受理中）。

- 正向技术的基础就是两个字："平行"，其精髓在于血肿控制。正向技术失败的原因基本是因为血肿蔓延压迫造成闭塞段出口模糊甚至不可见。

正向操作时第一根导丝的选择和操控至关重要，需要结合具体病变进行个性化选择（闭塞段出入口越圆润往往提示病变越硬）；不推荐所有病变重复同一导丝选择顺序；有的病变 XTR 和 8-20 导丝都可以通过，有的病变 BMW 永远无法逾越。导丝操作要做到视觉和触觉反馈的协调统一，综合判断，往往需要根据情况进行轮替更换。

导丝操作前需要利用多种方法（多角度双侧造影 + CTA+IVUS 等）整合勾画出闭塞段三维血管形态并投射

于二维不同体位造影图像中，实际操作中每走行一段距离均需要在触觉反馈基础上与预先整合的血管形态进行多体位比对，同时需要关注导丝头端摆动形态，做到眼、手、脑的同步。

- 导丝在闭塞段内走行异常时，除经验丰富的术者外，不推荐导丝反复盲目试探，严禁导丝未确定在血管结构内推送微导管。除非已决定进行器械辅助 ADR 或者逆向操作，即使确认导丝在血管结构内也不推荐进行推送微导管、Knuckle、Carlino 等操作。
- 导丝进入闭塞段出口内膜下且偏差较小时，推荐双腔微导管辅助下的平行导丝操作，一般需要选用 Gaia 3、CP 等导丝；通过不同体位观察找到导丝与血管真腔可能的偏离点，进行针对性主动控制操作；双腔微导管近端不得进入闭塞段入口内，否则可能造成血肿蔓延，操作失败。经验丰富的术者可以尝试单导丝回撤调整前行操作，但有扩大血肿的风险，不作为常规推荐。

导丝进入闭塞段出口内膜下且偏差较大时，多考虑入口选择错误，推荐重新选择入口或及时转换逆向操作。

- 正向技术操作过程中尽量避免正向暴力造影以免造成血肿蔓延，一旦出现血肿压迫造成出口模糊时，不建议继续反复操作，应及时转换为逆向操作或器械辅助的 ADR。

BP、TLC 等系统辅助的 ADR 优势在于血肿控制，成功的基础仍然在于第一根导丝无限接近真腔；当没有逆向条件而正向有血肿蔓延趋势时，可选择器械辅助的 ADR 操作。

正向血管走行无法明确同时没有逆向条件时，可以考虑首选器械辅助的 ADR 技术，综合运用 Knuckle、Carlino 等方法，但需要控制假腔的位置和距离。不推荐其他情况下首选器械辅助的 ADR 技术。杜绝假腔过长的情况下再入真腔，无论有无器械辅助。

- 逆向技术的基础也是两个字：贯通，其精髓在于侧支通过。逆向技术失败的原因基本是因为导丝和（或）微导管不能通过侧支。

间隔支侧支的主要特点是可视性连接并不一定连接，这也是导丝 surfing 技术的解剖基础。不推荐导丝操作前进行微导管选择性造影，推荐首选 Corsair 微导管。间隔支侧支受损多局限于心肌或者漏入心室，一般无需特殊处理。

心外膜侧支的主要特点是可视性连接一定连接，不推荐导丝采用 surfing 而是采用 seeking 技术耐心前进。推荐导丝操作前进行微导管选择性造影，首选 Finecross 微导管。有时导丝进入后侧支远端即无法显影，可采用预先微导管内滴入造影剂，操作时利用造影剂残留的影像显示观察通过。心外膜侧支受损多漏入心包，一般需积极处理。

- 推荐导丝通过侧支采用 3S 原则（sight，soft，slow），以局部左右旋转为主，随着心跳节奏伺机而动。推荐首选 sion 导丝，在某些部位反复尝试不能通过时多考虑有不可视分支干扰，需要导丝头端塑形改变或者更换 XTR、SUOH 03 等导丝。过于迂曲侧支导丝操纵能力下降时往往需要跟进微导管，更换不同头端塑形或更换不同导丝；特别对于心外膜侧支往往需要多次更换。操纵导丝通过侧支需要耐心，有技巧也有一定的偶然性。

导丝通过侧支到达闭塞段出口位置时，可通过多种方法（更替微导管、锚定、Guidezilla 加强支撑等）推送微导管到位，更换导丝进行下一步操作。操作的实质是使正逆向导丝无限接近，最终形成贯通。

推荐首选导丝接近贯通技术（kissing wire、RWC）；RCART 技术的操作基础是正逆向导丝充分接近，不推荐导丝相距较远时做大球囊的扩张撕裂。推荐 AGT 技术缩短操作距离，减少操作难度。

血管走行路径不明，反复正逆向导丝操作仍然难以接近时，可尝试采用 Mini-knuckle/Knuckle 技术进行路径引导。确定在血管结构内时，正逆微导管跟进进行 Carlino 或者 Super Carlino 操作可以有助于贯通，需要有一定经验的术者施行。

一旦实现贯通，逆向导丝通过后，可采用直接进入指引导管、AGT、圈套器拉入等方法锚定逆向导丝于正向指引导管中，推送逆向微导管进入正向指引导管；推荐交换 RG3 导丝实现体外化，可以增加支撑力，稳定双侧系统。交换 RG3 导丝后退回逆向微导管动作要轻柔并保留在侧支系统内；部分患者会出现一过性迷走反射，对症处理后多能恢复。撤出时需在微导管保护下轻柔拉出。

■ IVUS 在 CTO 开通正逆向技术中均具有一定作用。

对于闭塞段入口不明的，IVUS 可以明确入口位置，结合多角度双侧造影和 CTA 可以整合勾画出闭塞段三维血管形态并投射于二维不同体位造影图像中。

当导丝头端进入闭塞段时，IVUS 可以验证并确定导丝进入真腔或者血管结构内，为后续微导管跟进、Knuckle、Carlino 等技术操作提供依据。

当逆向导丝接近正向导丝时，IVUS 可以确定逆向导丝头端在真腔或血管结构内，为后续微导管跟进、Knuckle、Carlino 等技术提供依据，为 RCART 提供信息。

正逆向导丝贯通成功后，推荐 IVUS 了解导丝通过路径与分支相对关系，为后续处理提供保障。

IVUS 辅助导丝寻找开口技术需要经验丰富的术者施行，IVUS 的作用多为验证。

除非经验极其丰富的术者，导丝进入假腔后，不推荐

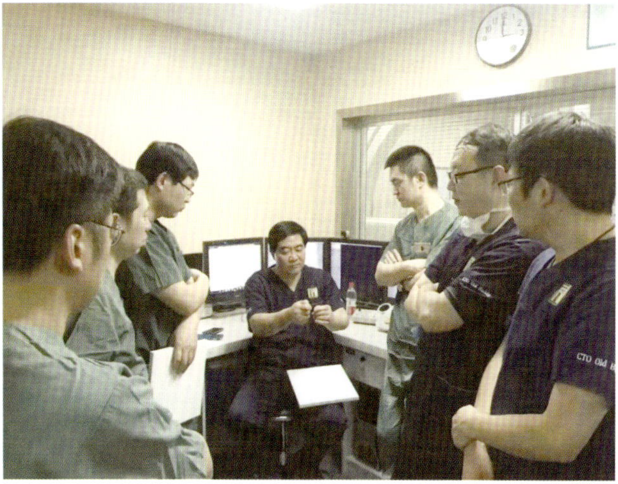

首选 IVUS 指导重回真腔技术，可能会造成假腔进一步扩大，血肿蔓延，特别是导丝偏差较远时。

- 既往尝试失败的 CTO 需根据前次术者操作的程度决定再次尝试开通的时间，一般认为至少 4 周后，但有时甚至半年后仍留有较大的操作隐患。推荐详细了解分析前次术者的操作过程，增加再次开通概率；前次术者的操作有时会增加再次操作的困难，有时会减少。

支架内 CTO 开通因有支架轮廓做标示相对简单，但其病理生理特点决定病变往往极硬。推荐了解前次支架释放情况，反复操作不顺利时要考虑前次支架远端释放位置异常。推荐使用 Mini-knuckle/Knuckle 等技术，经验丰富的术者可使用 Carlino/Super Carlino 技术提高操作效率。

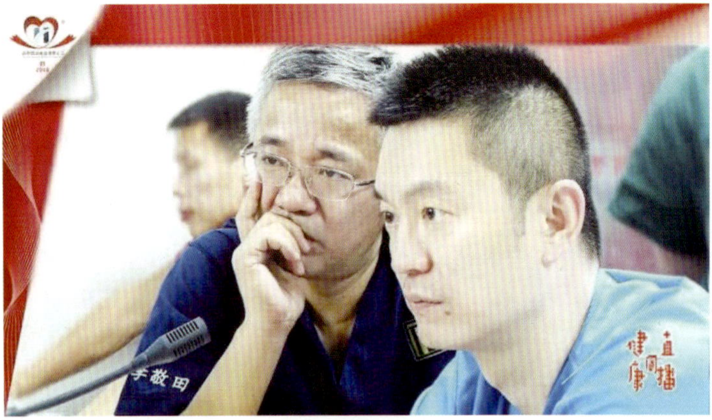

- Knuckle 技术操作时需密切关注袢环大小变化，控制推送力量；当袢环保持不变或变小时多考虑接近真腔甚至进入真腔，偏离血管结构不在一个平面时也考虑进入分支；当袢环变大时多考虑较大螺旋夹层，不宜再暴力推送。Carlino 技术操作时同样需要控制手部力量，逐步加压推注。操作前需确定处于血管结构内。

  无论是 Knuckle 还是 Carlino 技术都需要在有 BP、TLC 等系统准备和（或）逆向导丝已通过侧支的情况下有计划地施行。

- 提高 CTO 开通技术的有效方法：每一步操作之前都要事先设计、细致分析，有目的、有预案；每一台手术之后都要反复复盘、认真总结，有体会、有收获；有一帮志同道合的伙伴（CTO 老伙计）一起学习、共同进步。

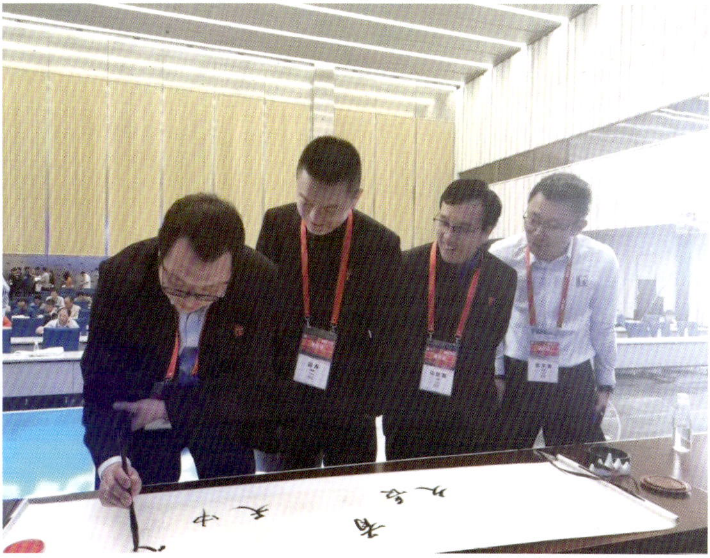

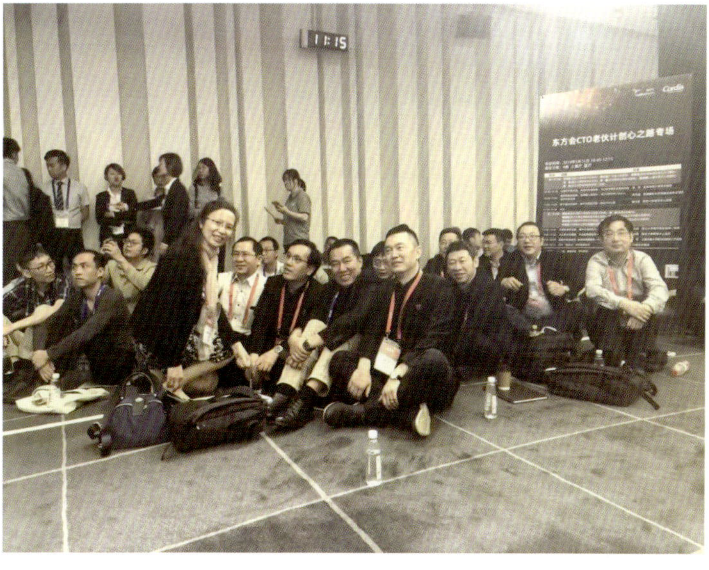
11:15
东方会CTO老伙计创心之路专场

■ CTO 的开通首先强调安全性，其次兼顾成功率和效率。严禁为了成功率做无法控制、无法确定的操作；不推荐为了效率放弃全程真腔的尝试。

效率高不代表时间短，而是没有无谓的、无效的重复。根据患者具体情况及术者个人能力，合理决定手术终止时间。

成功开通 CTO 的标准定义为 TIMI 2 级以上血流，无大分支丢失。

基本局限于闭塞段内的假腔预后接近于全程真腔；如假腔过长，不推荐植入支架，推荐全程扩张贯通进行内膜下修饰后再次复查尝试，预后更佳。

应周晓亮先生强烈要求，用一句诗来结束上述个人体会：纸上得来终觉浅，绝知此事要躬行。

曾经有人问我怎样才能成为 CTO 高手，我告诉他一句话：天赋 + 真经 + 苦练。

其实我还有一句话没告诉他：天赋只占 2%，真经只占 3%。

后记 1

- 其实我早就想写一些个人对 CTO 的体会，种种原因一直没能动笔，来三亚后不知哪一天突然又想起来，于是没有告诉任何人，我自己默默地订了一个计划。我不能保证每一个字都是正确的，但我能保证每一个字都是我发自内心用输入法打出来的，每一句话都是我十年 CTO PCI 的真实感受。
- 这些体会其实也是浓缩叠加的，姐夫有语文老师耳濡目染地教他，而我离开语文老师已经 20 多年了，文字修养比较差，不让我举妙趣横生、少儿不宜的例子仿佛又折断了我的双翼，满腹的心里话没法说出来，现场演绎或许更能妙语连珠。
- 写之前想列个提纲，但是没有带电脑，房间里也找不到一张纸，最后只好把装钱的银行袋子撕开，简要写了 10 条草稿；农场的鸡每天凌晨 3 点就把我叫醒，半梦半醒之间我就开始酝酿，8 点多清醒以后开始每天写 2 条，儿子来找我玩，我都会严肃地告诉他：爸爸正在写作。
- 你无法叫醒一个永远装睡的人，你也无法说服一个不懂装懂的人。我曾经想把每一个我推荐和不推荐的理由详细说明，我也曾经想给群里每一个病例的评论予以全面的解释，但最终我都付之一笑；规范任重道远，伙计仍需努力。

- 曾有人对我说你别把真心话都说出来啊，那我们还怎么聊天？但我更愿意让夏大腕们做得比我好。如果有 1 000 个人做得比我好，那我就不需要一年再做 200 例；所以我的体会大家可以看、可以学、可以复制、可以粘贴、可以指正、可以讨论，我只是真心地希望所有的 CTO 患者都能规范、高效、有益地获得开通。
- 这个世界不缺完美的人，缺的是从内心发出的真诚、正义、无畏和同情。

　　心脏介入界也不缺精巧的手，缺的是从内心迸发的努力、坚持、真实和热爱。

Real World　　*Real Buddy*

Real CTO　　*Real Skill*

谨以此书献给我的父亲胡咬其先生

母亲孙美华女士

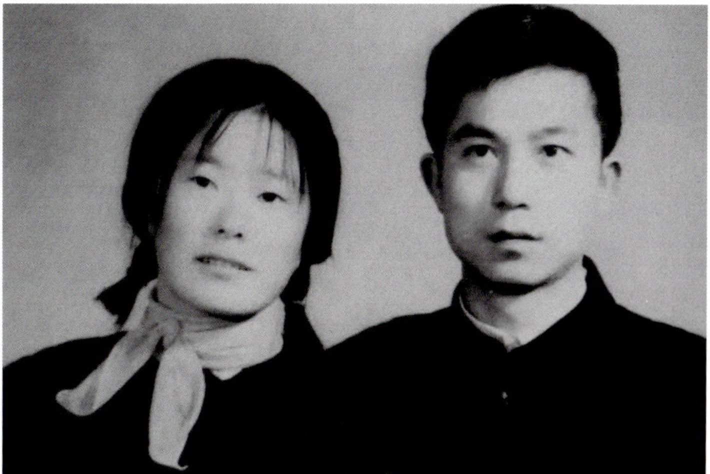

后记 2

我其实已经很难确切记起是 2004 年 8 月的哪一天开始正式接触冠脉介入了，到现在已经整整过去 16 个年头。我也从一个让人垂涎的“小鲜肉”变成了一块油腻的“五花肉”。

正如姐夫在序里说得那样，也许是由于星座的原因，精（吹）益（毛）求（求）精（疵）对于我来说有着更特殊的含义。每次网上、群里不留情面地点评后其实我也在反思，也会后悔，更希望我的一些委婉的暗示和隐晦的比喻能够引起更好的共鸣，带来更多的反响。经常听到一些素未谋面的术者的赞许，也看到一些没有致谢的幻灯的引用，这时候总会想起葛均波院士提出的再规范、再普及、再提高。

2019 年春节期间在三亚随手写的《我与 CTO 这十年》引起的轰动超出我的想象，台湾省花莲县的王志鸿院长甚至告诉我，他专门转发让手下的医生都认真研读和体会，一时令我受宠若惊。很多人建议我整理总结群里曾经的发言出版，但我一直犹犹豫豫、未置可否。5 月父亲在一次摔倒后查出脑部肿瘤，6 月在各位领导、朋友、同学的帮助下，父亲顺利手术后出院，我经历了人生中最挣扎、困扰的一段时光，一时间真的想在胸口并不发达的胸肌上纹个“勇”字。我深深地体会到作为患者家属的无助和期盼，也领悟了作为术者的重要和伟大。父亲出院后我就慎重地做出决定，整理总结并且在 9 月 19 日我的生日这一天首发，作为送给自己更是献给父亲的礼物。

可能由于微信设置的限制，搜集整理时发现 2018 年 1 月之前的资料已经丢失了，很多其他群里的发言也已经无法找到，所以目前搜集到的只是一小部分不完整内容。资料整理过程一度因为烦琐想放弃，又多次鼓励自己要坚持。我不能保证每一句话都有深刻意义，但我能保证每一句话都是真实感受。

值此新书付梓之际，也是我从事冠脉介入 16 周年之时，向所有给予我帮助和支持的人们表示深深的谢意。

感谢教我消毒、铺单、接管的进修医生们；

感谢教我动床、打体位的已经去世的王老技师；

感谢教我穿刺动、静脉的住院医师们；

感谢教我做造影、推造影剂的住院总们；

感谢教我放 GC、打压力泵的主治医师们；

感谢第一次让我动导丝、放支架的教授们；

感谢带我进入逆向的日本、韩国专家（村松俊哉、李承晚教授）；

感谢第一次带我做逆向的祥哥（李成祥教授）；

感谢忍受我的臭脾气的手术团队；

感谢配合我手术的所有技师和护士们；

感谢各兄弟医院同仁的协作和辅助；

感谢曾经理解信任我这张年轻的脸的患者和家属；

感谢公司厂家朋友们的学术支持和鼓励；

感谢西京医院；

感谢峨山医院；

特别感谢葛均波院士和老伙计团队的全体兄弟们的无私扶持和倾情相助；

最后感谢我的家人对我无微不至的照顾和关怀，默默的奉献和深深的理解。

我一直在路上，我会继续努力。

代为作序的李长岭教授和我同月同日出生，请转告吴炯仁教授，他其实是我的姐夫。

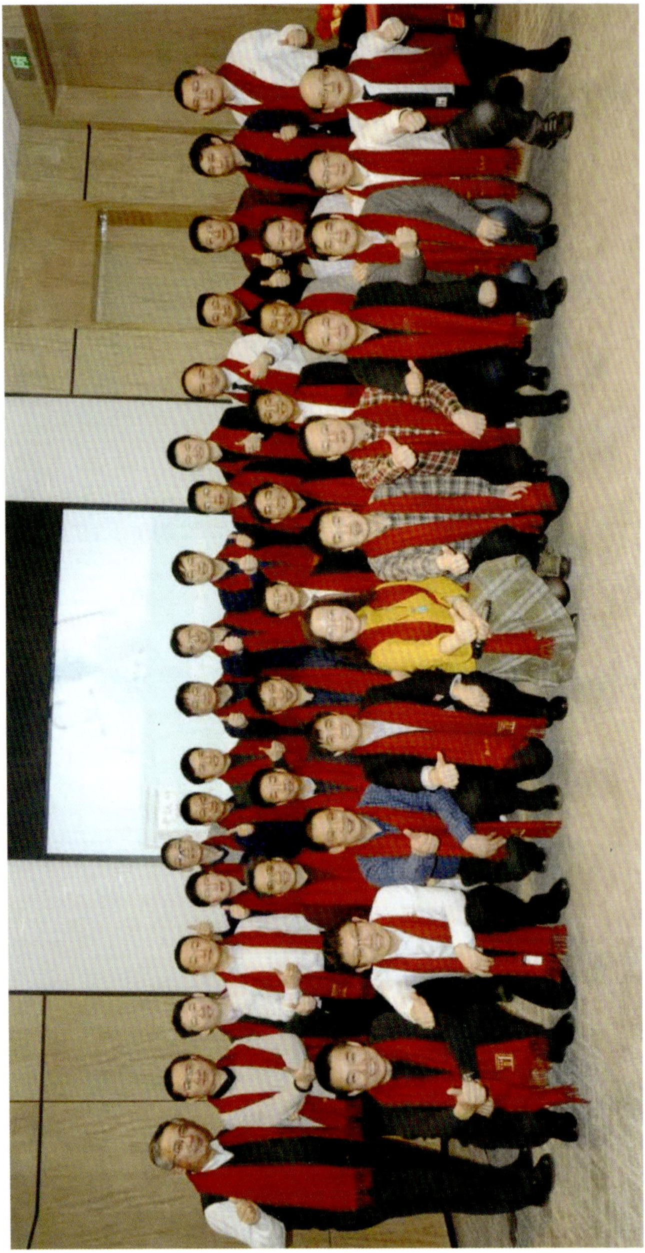